Nadia Obi

Pflanzenpräparate bei Wechseljahresbeschwerden und Brustkrebsrisiko

Nadia Obi

Pflanzenpräparate bei Wechseljahresbeschwerden und Brustkrebsrisiko

Datenanalyse einer populationsbezogenen Fall-Kontroll-Studie

Südwestdeutscher Verlag für Hochschulschriften

Impressum/Imprint (nur für Deutschland/ only for Germany)
Bibliografische Information der Deutschen Nationalbibliothek: Die Deutsche Nationalbibliothek
verzeichnet diese Publikation in der Deutschen Nationalbibliografie; detaillierte bibliografische
Daten sind im Internet über http://dnb.d-nb.de abrufbar.
Alle in diesem Buch genannten Marken und Produktnamen unterliegen warenzeichen-, marken-
oder patentrechtlichem Schutz bzw. sind Warenzeichen oder eingetragene Warenzeichen der
jeweiligen Inhaber. Die Wiedergabe von Marken, Produktnamen, Gebrauchsnamen,
Handelsnamen, Warenbezeichnungen u.s.w. in diesem Werk berechtigt auch ohne besondere
Kennzeichnung nicht zu der Annahme, dass solche Namen im Sinne der Warenzeichen- und
Markenschutzgesetzgebung als frei zu betrachten wären und daher von jedermann benutzt
werden dürften.

Verlag: Südwestdeutscher Verlag für Hochschulschriften Aktiengesellschaft & Co. KG
Dudweiler Landstr. 99, 66123 Saarbrücken, Deutschland
Telefon +49 681 37 20 271-1, Telefax +49 681 37 20 271-0, Email: info@svh-verlag.de
Zugl.: Bremen, Universität, Diss., 2009

Herstellung in Deutschland:
Schaltungsdienst Lange o.H.G., Berlin
Books on Demand GmbH, Norderstedt
Reha GmbH, Saarbrücken
Amazon Distribution GmbH, Leipzig
ISBN: 978-3-8381-1106-3

Imprint (only for USA, GB)
Bibliographic information published by the Deutsche Nationalbibliothek: The Deutsche
Nationalbibliothek lists this publication in the Deutsche Nationalbibliografie; detailed
bibliographic data are available in the Internet at http://dnb.d-nb.de.
Any brand names and product names mentioned in this book are subject to trademark, brand
or patent protection and are trademarks or registered trademarks of their respective holders.
The use of brand names, product names, common names, trade names, product descriptions
etc. even without a particular marking in this works is in no way to be construed to mean that
such names may be regarded as unrestricted in respect of trademark and brand protection
legislation and could thus be used by anyone.

Publisher:
Südwestdeutscher Verlag für Hochschulschriften Aktiengesellschaft & Co. KG
Dudweiler Landstr. 99, 66123 Saarbrücken, Germany
Phone +49 681 37 20 271-1, Fax +49 681 37 20 271-0, Email: info@svh-verlag.de

Copyright © 2009 by the author and Südwestdeutscher Verlag für Hochschulschriften
Aktiengesellschaft & Co. KG and licensors
All rights reserved. Saarbrücken 2009

Printed in the U.S.A.
Printed in the U.K. by (see last page)
ISBN: 978-3-8381-1106-3

Inhaltsverzeichnis

Verzeichnis der Tabellen und Abbildungen iii

Abkürzungen v

1   Zusammenfassung 1

2   Einleitung 4

2.1   Hintergrund: Pflanzliche Präparate und Wechseljahresbeschwerden 4
2.2   Phytoöstrogene und weitere Wirkstoffgruppen 4
2.3   Östrogenstoffwechsel und potenzielle Wirkmechanismen der Präparate 6
2.4   Phytoöstrogenzufuhr, Menopausenstatus und Brustkrebsrisiko 9
2.5   Pflanzliche Präparate und Brustkrebsrisiko: Stand des Wissens 11
2.6   Phytoöstrogene, Histologie und Rezeptorstatus 12
2.7   Ziel der Arbeit 13

3   Methoden 15

3.1   Studiendesign und Datenerhebung 15
3.1.1   Population - Rekrutierung 15
3.1.2   Instrumente (Hauptfragebogen, Ernährungsbogen, Kurzfragebogen) 16
3.2   Statistische Analyse 17
3.2.1   Basis-Definitionen 17
3.2.2   Expositionsvariablen 18
3.2.3   Logistische Regressionsanalysen und Kovariaten 19
3.2.4   Powerabschätzung 22

4   Ergebnisse 24

4.1   Charakteristika der Studienpopulation 24
4.2   Analysen für Fälle mit invasiven Tumoren und Kontrollen 28
4.2.1   Pflanzliche Präparate (Einnahmestatus und Dauer) 28
4.2.2   Wirkstoffklassen 32
4.2.3   Histologischer Typ der Tumoren einschließlich Ca in situ 32
4.2.4   Östrogenrezeptor-, Progesteronrezeptor- und Her2neu-Status 33
4.3   Gruppe ohne Hormontherapie (Sensitivitätsanalyse) 35
4.3.1   Charakteristika der Frauen, die keine HT durchführten 35
4.3.2   Sensitivitätsanalyse 35
4.4   Non-Responder-Analyse 37

5	Diskussion	38
5.1	Mögliche Limitationen	38
5.2	Einordnung und Bewertung der Ergebnisse	40
5.3	Potenzielle Wirkmechanismen	42
5.4	Schlussfolgerung	43
6	Literatur	44
7	Anhang	51
7.1	Tabellen	51
Danksagung		64

Verzeichnis der Tabellen und Abbildungen

Tabelle 1.1:	Zusammenhang zwischen der Einnahme pflanzlicher Präparate und invasivem Brustkrebs (Odds-Ratios, 95%KI)	3
Abbildung 2.1:	Chemische Struktur einiger Isoflavone und Östradiol (aus Wood et al. 2006)	5
Tabelle 2.1:	Wirkstoffgruppen in den pflanzlichen Präparaten*	6
Tabelle 2.2:	Wege der Östrogensynthese und des Abbaus (Wood et al. 2007)	7
Abbildung 2.2:	Mögliche Wirkmechanismen der Phytoöstrogene im Östrogenstoffwechsel (aus Rice & Whitehead 2006)	8
Tabelle 2.3:	Übersicht potenzieller anti-östrogener Wirkmechanismen der Phytoöstrogene	9
Tabelle 3.1:	Zielgrößen, Expositionsvariablen und Analysegruppen	19
Tabelle 3.2:	Liste der getesteten Kovariaten	21
Tabelle 3.3:	Bildung eines Indexes für „gesunde Ernährung"	22
Tabelle 3.4:	Powerabschätzung des identifizierbaren Effektes der Einnahme pflanzlicher Präparate auf das Risiko für ein invasives Mamma-Karzinom	23
Tabelle 4.1:	Charakteristika der Studienpopulation (inasive Fälle, Ca in situ und Kontrollen)	25
Tabelle 4.2:	Häufigkeiten der Wirkstoffklassen nach Fall-Kontrollstatus	27
Tabelle 4.3:	Histologischer Tumortyp und Rezeptorstatus (ER, PR, ERPR, Her2neu) nach aktueller und früherer Einnahme pflanzlicher Präparate	28
Tabelle 4.4	Modell für für invasiven Brustkrebs mit ‚jemals pflanzliches Präparat' (Invasive Tumore/Kontrollen, Odds-Ratios, 95%KI)	29
Tabelle 4.5:	Modelle für invasiven Brustkrebs mit früherem/aktuellem Gebrauch pflanzlicher Präparate, HT, Sport und Einnahmedauer (adjustierte Odds-Ratios, 95%-KI)	29
Tabelle 4.6:	Interaktionsterm für früheren und aktuellen Gebrauch pflanzlicher Präparate und Hormontherapie (Odds-Ratios, 95%KI)	30
Tabelle 4.7:	Interaktionsterm für früheren und aktuellen Gebrauch pflanzlicher Präparate und sportliche Aktivität (Odds-Ratios, 95%KI)	30
Tabelle 4.8:	Gebrauch pflanzlicher Präparate und Nährstoffindex für ‚gesunde Ernährung' (Odds-Ratios, 95%KI)	31
Tabelle 4.9:	Interaktionsterm zwischen früherem/aktuellem Gebrauch pflanzlicher Präparate und Nährstoffindex (Odds-Ratios, 95%KI)	31
Tabelle 4.10:	Modell für invasiven Brustkrebs mit sieben Wirkstoffklassen (Odds-Ratios, 95%KI)	32
Tabelle 4.11	Einnahme pflanzlicher Präparate (jemals, früher, aktuell) und Einnahmedauer nach histologischen Typen (Odds-Ratios und 95%KI)	33
Tabelle 4.12:	Einnahme pflanzlicher Präparate (jemals und Dauer in Jahren) nach Rezeptorstatus (Odds-Ratios, 95%KI)**	34
Tabelle 4.13:	Jemals Einnahme von Cimicifuga-Präparaten nach ER und PR Status (Odds-Ratios, 95%KI)**	35

Tabelle 4.14:	Modelle für invasive Fälle und Kontrollen ohne HT mit Gebrauch pflanzlicher Präparate (jemals, früher, aktuell) und Einnahmedauer (Odds-Ratios, 95%KI)	36
Tabelle 4.15:	Modell mit Interaktionsterm für ‚jemals pflanzliches Präparat und Sport' in der Gruppe ohne HT	36
Tabelle 7.1:	Studienregion Rhein-Neckar 14 Kreise und 4 Rechenzentren	51
Tabelle 7.2:	Einzelitems des Indexes für gesunde Ernährung anhand von 5 Richtwerten	51
Tabelle 7.3:	Hauptkomponentenanalyse (PCA) für Ernährungsvariablen: nur Kontrollen	52
Tabelle 7.4:	Verteilung der Faktorwerte (Quartile) von zwei Faktoren aus der Hauptkomponentenanalyse nach Fall-Kontrollstatus	53
Tabelle 7.5:	Dauer der Einnahme pflanzlicher Präparate in drei Kategorien (Fälle mit invasiven Tumoren und Kontrollen)	53
Tabelle 7.6:	Alter (Jahre) bei Beginn und Ende der Einnahme pflanzlicher Präparate und von Hormontherapie	53
Tabelle 7.7:	Prävalenz der Einnahme pflanzlicher Präparate in den Erhebungsjahren von 2002-2005 (Querschnitt der im jeweiligen Jahr Interviewten)	53
Tabelle 7.8:	Häufigkeit der histologischen Tumortypen und Rezeptorstatus der Tumoren bei Fällen mit bekanntem Einnahmestatus von pflanzlichen Präparaten	54
Tabelle 7.9:	Vollständig adjustiertes Modell für „jemals pflanzliches Präparat" (Gesamtgruppe invasive Tumore/Kontrollen n=9793)	55
Tabelle 7.10:	Spearman-Korrelationskoeffizienten einiger kontinuierlicher Ernährunsitems	56
Tabelle 7.11:	Modell mit Gebrauch pflanzlicher Präparate und Ernährungsitems (Quartile der Aufnahme pro Tag; Odds-Ratios, 95%KI))	56
Tabelle 7.12:	Modell mit Gebrauch pflanzlicher Präparate und Faktorscores für „gesunde Ernährung" und „Phytoöstrogene" aus der Hauptkomponentenanalyse (Odds-Ratios, 95%KI)	57
Tabelle 7.13:	Histologische Typen und aktueller vs. früherer Gebrauch pflanzlicher Präparate und Kategorien der Einnahmedauer (Odds-Ratios, 95%KI)	57
Tabelle 7.14:	Rezeptorstatus und aktueller vs. früherer Gebrauch pflanzlicher Präparate und Kategorien der Einnahmedauer (Odds-Ratios, 95%KI)	58
Tabelle 7.15:	Charakteristika der Frauen ohne HT (invasive Tumoren und Kontrollen)	59
Tabelle 7.16:	Vollständig adjustiertes Modell für „jemals pflanzliche Präparate" (2652 Kontrollen und 1050 invasive Fälle ohne HT)	60
Tabelle 7.17:	Modell mit Interaktionsterm für Sport (Quintile) und aktuellem / früherem Gebrauch pflanzlicher Präparate (Gruppe ohne HT)	61
Tabelle 7.18:	Vergleich von Non-Respondern, die den Kurzfragebogen beantwortet haben, mit der Marie-Studienpopulation	62
Tabelle 7.19:	Gemeinsames Modell von Daten aus der Marie-Hauptstudie und dem Kurzfragebogen für Non-Responder (N = 13670)	63

Abkürzungen

95%KI	95% Konfidenzintervall
BMI	Body-Mass-Index
Ca	Karzinoma
df	degrees of freedom, Freiheitsgrade
ER	Östrogenrezeptor
Her2neu	Herzeptinrezeptor (human epidermal growth factor receptor), auch ErbB2 oder c-ErbB2 genannt
HT	Menopausale Hormontherapie
MET	Metabolische Äquivalente
Mw	Arithmetischer Mittelwert
OR	Odds-Ratio
PR	Progesteronrezeptor
RNK	Rhein-Neckar-Karlsruhe
SD	Standardabweichung

1 Zusammenfassung

Seitdem zahlreiche Studien gezeigt haben, dass eine menopausale Hormontherapie ein Risikofaktor für Brustkrebs ist, ist zu erwarten, dass Frauen zunehmend alternative Therapien gegen klimakterische Beschwerden in Form von pflanzlichen Präparaten anwenden werden. Die Präparate enthalten sogenannte Phytoöstrogene (Isoflavonoide, Flavone, Flavonole) aus der Sojabohne, Rotklee, Mönchspfeffer, Johanniskraut etc. sowie Polyphenole aus der Traubensilberkerze (Cimicifuga). In toxikologischen Untersuchungen von Inhaltsstoffen der pflanzlichen Präparate wurden zahlreiche Wirkungen auf Zellen des Brustgewebes beschrieben, die in östrogene, anti-östrogene und hormonunabhängige Wirkmechanismen unterschieden werden können (Rice et al. 2008). Im Hinblick auf das Auftreten von Brustkrebs liegen über mögliche Risiken oder Schutzwirkungen einer Einnahme pflanzlicher Präparate bisher wenige Ergebnisse vor. Insbesondere ist die Frage ungeklärt, ob ein gesunder Lebensstil für vereinzelt beobachtete protektive Effekte der pflanzlichen Präparate verantwortlich ist.

Im Rahmen der Marie-Studie (Mammakarzinom Risikofaktoren Erhebung), einer populationsbezogenen, retrospektiven Fall-Kontroll-Studie, wurden 10121 postmenopausale Frauen im Alter zwischen 50 und 74 Jahren mit Wohnort in Hamburg und der Rhein-Neckar-Karlsruhe-Region (RNK) in persönlichen Interviews nach Risikofaktoren für Brustkrebs befragt. Als Fälle wurden neu erkrankte Patientinnen mit einem primären Mamma-Karzinom (invasive und in situ Fälle) identifiziert (Diagnosedatum 1.1.2001 - 30.9.2005 in Hamburg; 1.8.2005 - 31.7.2005 in der RNK-Region). Jedem Fall wurden populationsbezogen zwei Kontrollen ohne Brustkrebs nach Region und Geburtsjahr häufigkeitsgematcht zugeordnet. Die Interviews fanden von August 2002 bis Dezember 2005 statt.

Ziel der Arbeit war es, den Zusammenhang zwischen der Einnahme pflanzlicher Präparate (und Klassen aktiver Inhaltsstoffe) und dem Risiko für invasiven Brustkrebs zu untersuchen, und dabei den Einfluss wichtiger Faktoren des Lebensstils, u.a. eine Hormontherapie, die sportliche Aktivität und das Ernährungsverhalten zu kontrollieren. Darüber hinaus wurden mögliche Unterschiede in der Assoziation zwischen pflanzlichen Präparaten und dem Brustkrebsrisiko nach dem Rezeptorstatus (Östrogen (ER), Progesteron (PR), Her2neu) und dem histologischen Typus (einschließlich Karzinoma in situ) des Tumors analysiert. Diese stratifizierten Analysen sollten dazu beitragen potenzielle Wirkmechanismen zu identifizieren.

Die Ergebnisse aus multivariaten logistischen Regressionsanalysen zeigten, dass Frauen, die pflanzliche Präparate einnahmen, ein um 26% vermindertes Risiko (OR 0.74, 95%KI

0.63-0.87) für invasiven Brustkrebs hatten. Die Assoziation bestand sowohl bei einer früheren (OR 0.75, 95%KI 0.61-0.91) als auch bei einer aktuellen (OR 0.70, 95%KI 0.53-0.91) Einnahme und war unabhängig von Lebensstil- und bekannten Risikofaktoren, auch in der Gruppe von Frauen, die keine HT durchführte (Tabelle 1.1). Das invasive Brustkrebsrisiko war umso mehr vermindert, je länger pflanzliche Präparate eingenommen wurden (OR pro Jahr 0.96, p = 0.03). Die simultan analysierten Präparateklassen ergaben bei teilweise kleinen Fallzahlen keine substanziellen Unterschiede in Bezug auf das Brustkrebsrisiko (p Heterogenität = 0.89; OR [95%KI]: Vitex agnus castus 0.40 [0.17-0.97], sonstige pflanzliche Präparate 0.48 [0.25-0.93], Phytoöstrogene 0.64 [0.39-1.05], unbekannte pflanzliche Präparate 0.77 [0.54-1.08], Remifemin/Remifeminplus [Cimicifuga ohne/mit Johanniskraut] 0.80 [0.63-1.003]). Ferner zeigte sich eine vergleichbare Abnahme des mit der Einnahme pflanzlicher Präparate assoziierten Risikos in allen untersuchten histologischen und rezeptorbezogenen Subtypen invasiver Karzinome (Tumortyp OR [95%KI]: duktal 0.72 [0.60-0.87], lobulär/ duktal-lobulär-gemischt/tubulär 0.76 [0.58-1.01], ER positiv 0.74 [0.62-0.89], ER negativ 0.68 [0.50-0.93], PR positiv 0.77 [0.64-0.93], PR negativ 0.66 [0.51-0.85], Her2neu negativ 0.75 [0.62-0.90], Her2neu positiv 0.73 [0.53-1.02]). Die Dauer der Einnahme war nur in den Gruppen mit lobulären/ gemischten/tubulären Tumoren (OR pro Jahr 0.92, p = 0.03) und mit negativem PR Status (OR pro Jahr 0.91, p_{Trend} = 0.01) dosisabhängig assoziiert. Bei Frauen mit einem in situ Karzinom hatte die Einnahme von pflanzlichen Präparaten keinen Einfluss auf das Brustkrebsrisiko (OR 1.34, 95%KI 0.86-2.09).

Da der schützende Effekt der pflanzlichen Präparate in gleicher Größenordnung unabhängig vom Tumortyp und Rezeptorstatus des Tumors auftrat, deutet auf eine Beteiligung rezeptorunabhängiger Wirkmechanismen der pflanzlichen Präparate hin. Möglich ist dennoch ein Wirkungspfad über den (nicht erhobenen) Östrogenrezeptor β, da einige Flavonoide mit hoher Potenz an ERβ binden und dieser auch in ERα negativen Tumorzellen exprimiert sein kann.

Die vorliegenden Ergebnisse stehen weitgehend im Einklang mit der bisher einzigen weiteren Studie zum Thema (Rebbeck et al. 2007), und unterstützen die Hypothese, dass pflanzliche Präparate gegen Wechseljahresbeschwerden auch bei einer längeren Anwendung postmenopausal vor invasivem Brustkrebs schützen können, unabhängig vom Tumorsubtyp und von anderen Lebensstilfaktoren. Für den Effekt verantwortliche Präparateklassen konnten mit den Studiendaten nicht sicher identifiziert werden. Die Ergebnisse bedürfen der Bestätigung in zukünftigen Studien.

Tabelle 1.1: Zusammenhang zwischen der Einnahme pflanzlicher Präparate und invasivem Brustkrebs (Odds-Ratios, 95%KI)

	Kontrollen		Invasive Fälle		OR	95%KI
	n	%	n	%		
Gesamtgruppe[a]	6646	(100)	3257	(100)		
Pflanzliche Präparate (Referenz nie)	5977	(89.9)	3033	(93.2)	1	
Jemals	669	(10.1)	224	(6.9)	0.74	(0.63-0.87)
Früher	410	(6.2)	147	(4.5)	0.75	(0.61-0.91)
Aktuell	250	(3.8)	74	(2.3)	0.70	(0.53-0.91)
Einnahmedauer						
<1 Jahr	140	(2.1)	54	(1.7)	0.79	(0.57-1.09)
1-5 Jahre	392	(5.9)	126	(3.9)	0.70	(0.57-0.87)
> 5 Jahre	136	(2.0)	43	(1.3)	0.73	(0.52-1.05)
OR pro Jahr 0.96, p_{Trend} = 0.03						
Gruppe der Frauen ohne Hormontherapie [b]	2683	(100)	1059	(100)		
Pflanzliche Präparate (Referenz nie)	2396	(89.3)	977	(92.3)	1	
Jemals	287	(10.7)	82	(7.7)	0.73	(0.56-0.95)
Einnahmedauer						
OR pro Jahr 0.97, p_{Trend} = 0.18						

[a] Modelle adjustiert für Geburtsjahresklassen, Zentrum, aktuelle und frühere Hormontherapie (ohne fehlende Werte n = 85), Parität, Menopausenalter, Menarchealter, Stillen, gutartige Brusterkrankung, Anzahl der Mammographien, familiäres Brustkrebsrisiko, berufliche Stellung, Sport (n= 9816 wegen fehlender Werte).
[b] Sensitivitätsanalyse: Modell (n = 3742) adjustiert wie unter a aber ohne Hormontherapie.

2 Einleitung

2.1 Hintergrund: Pflanzliche Präparate und Wechseljahresbeschwerden

Pflanzliche Präparate gegen Wechseljahresbeschwerden werden schon lange als Alternative zu einer Hormontherapie mit Östrogenen eingesetzt. Die Nutzung der Hormontherapie geht seit Bekanntwerden des mit ihr verbundenen erhöhten Brustkrebsrisikos zurück (eigene Daten aus der Marie-Studie)[1](Gothe et al. 2007; Katalinic et al. 2007; Lawton et al. 2003). Es ist daher zu erwarten, dass der Gebrauch pflanzlicher Präparate gegen klimakterische Beschwerden zunehmen wird. Besonders Extrakte der Traubensilberkerze (Cimicifuga racemosa) und Isoflavone aus Soja und Rotklee werden zu diesem Zweck als Nahrungsergänzungsmittel angeboten. Sie enthalten Polyphenole und Phytoöstrogene, sind frei verkäuflich und in Deutschland meist gut reguliert (Geller et al. 2006). Beschwerdemildernde Wirkungen können auf einer niedrigen östrogenen Aktivität der pflanzlichen Präparate beruhen (Ju et al. 2008; Matsumura et al. 2005). Sojahaltige Präparate wirkten allerdings nur bei leichten klimakterischen Beschwerden positiv, die überwiegende Zahl placebo-kontrollierter, randomisierter klinischer Studien war bei höherer Zufuhr von Soja dem Placebo nicht überlegen (Hickey et al. 2007; Nedrow et al. 2006; Nelson et al. 2006). Ähnlich wurde die Wirkung von Rotklee und Cimicifuga bewertet (Borrelli et al. 2008; Low 2005; Tempfer et al. 2007; Tice et al. 2003).

Ob hoch dosierte Isoflavone und/oder andere Wirkstoffe in Präparaten das Brustkrebsrisiko erhöhen oder vermindern, ist angesichts weniger klinischer und epidemiologischer Daten (siehe Abschnitt 2.5) eine noch offene Frage (Cassidy et al. 2006; Eisenbrand 2007; Rice et al. 2006; Sturdee 2008; Velentzis et al. 2008), der in dieser Arbeit anhand einer großen Fall-Kontroll-Studie nachgegangen wird.

2.2 Phytoöstrogene und weitere Wirkstoffgruppen

Als Phytoöstrogene eine Vielzahl pflanzlicher Substanzen (mehrere Tausend Einzelverbindungen) bezeichnet, denen eine Triterpen-Struktur bzw. funktionell eine diphenolische Struktur gemeinsam ist. In den auch als Polyphenole bekannten Verbindungen, sind die Hydroxylgruppen sterisch ähnlich angeordnet wie im Östradiol (Abbildung 2.1). Drei Hauptgruppen können unterschieden werden: Flavonoide, Lignane und Stilbenderivate

---

[1] Hentschel S, Schmidt-Höpfner S, Obi N, Mutschelknauss EJ, Vettorazzi E, Flesch-Janys D: Abnahme der Häufigkeit menopausaler Hormontherapie und der Neuerkrankungsrate des Mammakarzinoms in Hamburg. Vortrag auf der 3. Jahrestagung der Deutschen Gesellschaft für Epidemiologie, Bielefeld 2008.

(z.B. Resveratrol in roten Trauben). Zu den Flavonoiden gehören die Isoflavone (Metabolit von Daidzein: Equol), Flavone, Flavonole, Flavanone, Flavan-3-ole und Coumestane (Coumestrol).

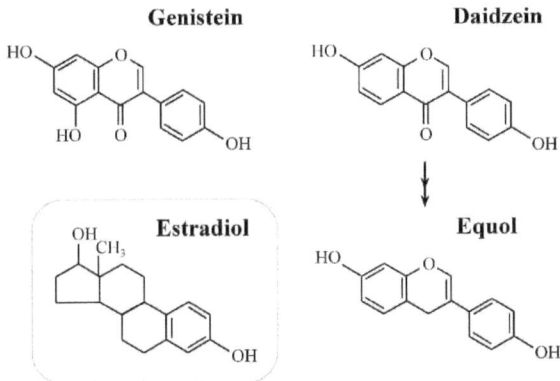

Abbildung 2.1: Chemische Struktur einiger Isoflavone und Östradiol (aus Wood et al. 2006)

Nahrungsquellen für Isoflavone sind insbesondere Soja-Produkte, Sprossen, Stengelgemüse, Hülsenfrüchte und Kleearten (Leguminosen) sowie Kaffee und Tee. Grüner und Kräutertee enthalten Flavan-3-ole, Johanniskraut enthält Hyperistin, ein Flavonol, und Zitrusfrüchte, vor allem Grapefruits sind reich an Flavanonen (Fink et al. 2006). Insgesamt liegt die in westlichen Ländern täglich über die Nahrung aufgenommene Isoflavonmenge (~ <2 mg/d) weit hinter der in ostasiatischen Populationen (mehr als das 150-fache) (Erp-Baart et al. 2003).

Sojapräparate enthalten hohe Konzentrationen der Isoflavone Daidzein und Genistein (ca. 25-300 mg/Tag Isoflavone) (Tabelle 2.1). In Rotkleepräparaten dominieren Biochanin A und Formononetin (Vorstufen von Genistein und Daidzein). Cimicifuga-Präparate enthalten Gemische aus dem Wurzelstock (Triterpenglykoside), die in verschiedenen alkoholischen Substraten gelöst sind.

Lignane finden in den pflanzlichen Präparaten gegen Wechseljahresbeschwerden nur ausnahmseise Anwendung (z.B. enthält „Orthomol femin" u.a. 25 mg Soja-Isoflavone und 5 mg Lignane aus Leinsamenextrakt). In westlichen Ländern spielen die in Getreide, Obst und Gemüse enthaltenen Lignane als Hauptnahrungsquelle für Phytoöstrogene eine wichtigere Rolle (Lampe et al. 1999; Linseisen et al. 2004).

Im Rahmen dieser Arbeit werden pflanzliche Präparate als Expositionsvariablen untersucht, die Pflanzenextrakte aus Cimicifuga, Flavonoide (häufig Stoffgemische aus Isoflavonen, Flavonen und Flavonolen) und Stilbenderivate enthalten.

Tabelle 2.1: Wirkstoffgruppen in den pflanzlichen Präparaten*

Isoflavone (Genistein, Daidzein, Formononetin, Biochanin A)	Flavone	Flavonole Flavan-3-ole	Stilbene (Rhaponticin)	Wirkstoffgemische in Präparaten	Andere Substanzen in Präparaten: Linolsäure, γ-Linulensäure
Rotklee** Soja-Isoflavone	Vitex agnus castus Hypericum	Hypericum Cimicifuga racemosa***	Chinesische Rhabarberwurzel, Oenothera (in Phytoestrol)	Remifemin® plus, Feminon N Orthomol femin	Phytoestrol Orthomol femin

*Mönchspfeffer/Keuschlammfrüchte (Vitex agnus castus), Ginseng, Johanniskraut (Hypericum [St. John's Wort]), Kuhschelle (Pulsatilla), Rhabarber (Rheum rhaponticum), Nachtkerze (Oenothera biennis [engl. evening primrose]), Salbei
Rotkleepräparate (Trifolium pratense [engl. red clover]), * neuerdings Actaea racemosa [engl. black cohosh])

2.3 Östrogenstoffwechsel und potenzielle Wirkmechanismen der Präparate

Der Hauptsyntheseweg der Östrogene im Brustgewebe verläuft bei postmenopausalen Frauen über die Desulfatierung und Deglucoronidierung von Östronsulfat bzw. Östrongluconat. Tabelle 2.2 fasst die Synthesewege zusammen. Metabolisiert werden Östrogene unter Mitwirkung von Cytochrom P450 Enzymen (CYP) über die Methylierung, Hydroxylierung, Sulfatierung und Glucoronidierung.

Phytoöstrogene können in den Östrogenstoffwechsel eingreifen, in dem sie als Substrate für die entsprechenden Enzyme agieren oder die Bildung der Enzyme selbst hemmen (Abbildung 2.2). Aufgrund ihrer strukturellen Ähnlichkeit mit Östradiol (ein Diphenol, Abbildung 2.1) können sie außerdem an kernständige Östrogenrezeptoren binden. Dadurch sind sowohl östrogene als auch anti-östrogene Wirkungen im Brustgewebe möglich; Prozesse, welche die Zellteilung und das Zellwachstum regulieren. Im Einzelnen sind die Wirkungsweisen der Phytoöstrogene auf das Brustgewebe abhängig von der Art und Dosis der Phytoöstrogene, der endogenen Östradiolkonzentration, der Rezeptordichte in den Zellen und der stoffspezifischen Rezeptor-Bindungspotenz (Rice et al. 2006). Rezeptorabhängige und rezeptorunabhängige Wirkmechanismen können interagieren oder parallel ablaufen.

Mechanismen, die in den Östrogenstoffwechsel eingreifen und dadurch die Bildung von aktiven Östrogenen reduzieren, sind rezeptorunabhängig. Vor allem Flavone und Flavonone (Quercetin, Apigenin, Hesperitin, Vitex agnus castus) hemmten Aromatasen in verschiedenen Zellkulturen, vermutlich durch kompetetive Bindung aufgrund der androgenähnlichen Struktur [reviewed in (Mense et al. 2008b; Rice et al. 2006)]. Isoflavone interagieren mit den 17β-Dehydrogenasen. Sie können die Umwandlung von Östron zu Oestradiol im niedrigen Konzentrationsbereich hemmen (17β-HSD1) und bei höheren Konzentrationen die Oxidation von Östradiol zu Östron befördern (17β-HSD2), allerdings ist auch der umgekehrte Weg beschrieben worden. Darüber hinaus hemmten Isoflavone die Sulphotransferase, welche die Konversion von Östron in inaktives Östronsulfat steuert.

Tabelle 2.2: Wege der Östrogensynthese und des Abbaus (Wood et al. 2007)

Substrate	Enzyme des Östrogenstoffwechsels
Östronsulfat (E1S)	aus E1S (Transportform) entsteht durch Abspaltung mittels Sulfatasen (ETS) Östron ↔ Östron wird durch Sulfotransferasen (EST) in inaktives E1S überführt
Östronglucoronid	aus Östronglucoronid entsteht durch Dekonjugation mit β-Glukosidasen Östron ↔ Glucoronidierung von Östron mit Glucoronosyltransferasen zu Östronglucoronid
Östron	Östron wird durch reduktive 17β-Hydroxysteroid Dehydrogenasen (Typen 1, 5, 7, 12) in Östradiol überführt ↔ Östradiol wird durch 17β-Hydroxysteroid Dehydrogenasen Typ 2 und 4 zu Östron oxidiert
Östradiol	Östradiol wird durch Cytochrom-P450-Enzyme hydroxyliert => Hydroxylierte Östrogen-Metaboliten sind inaktiv und teilweise toxisch
Dehydroepiandrosteron (DHEA), Androstendiol	aus DHEA (1) und Androstendiol (2) entstehen durch 3β-Hydroxysteroid Dehydrogenasen jeweils Androstendion (1) und Testosteron (2)
Androstendion, Testosteron	Androstendion wird durch die 17β-Hydroxysteroid Dehydrogenasen Typ 3 und 5 (5α-Reduktase) zu Testosteron reduziert ↔ Testosteron wird durch 17β-Hydroxysteroid Dehydrogenase Typ 2 zu Androstendion oxidiert
Androstendion Testosteron	aus Androstendion (1) und Testosteron (2) werden mit Hilfe von Aromatasen Östron (1) und Östradiol (2)

Die potenziellen Wirk-Substanzen von Cimicifuga (Actein, 23-epi-26-Deoxyactein und Cimiracemoside A) weisen im Unterschied zu den Isoflavonen ausschließlich anti-östrogene Wirkungen auf und sind daher im engeren Sinn keine Phytoöstrogene (Rice et al. 2007; Viereck et al. 2005). Neben zellwachstumshemmenden Wirkungen in rezeptorpositiven und –negativen Brustkrebszellen (Einbond et al. 2004), erwies sich Cimicifuga als wirksamer Sulfatase-Hemmer und behinderte die Umwandlung von inaktiven Östronsulfat zu Östron (Rice et al. 2007).

Zu den rezeptorvermittelten Wirkungen der Phytoöstrogene gehören die Einflussnahme auf die Transkription der östrogensensiblen DNA-Abschnitte, die Regulation der Proteinbiosynthese und Aktivierung/Hemmung weiterer Kofaktoren. Es gibt im Brustgewebe mindestens zwei Typen von Östrogenrezeptoren, ERα und ERβ, die beide als Transkriptionsfaktoren fungieren (In der Marie-Studie wurde der ERα und nicht der ERβ-Status des Tumors erhoben). Während Östradiol an beide Rezeptoren mit gleicher Potenz bindet und diese Komplexe aktiviert, binden Phytoestrogene stärker aber mit unterschiedlicher Potenz an den ERβ, der wiederum aktivierte ERα reguliert. Für die Aktivierung oder Inaktivierung zellulärer Prozesse ist daher auch das Verhältnis der beiden Rezeptortypen wichtig (Limer et al. 2004). Rice & Whitehead (2008) gehen davon aus, dass aktivierte ERβ die proliferative Wirkung der aktivierten ERα auf zweierlei Weise modifizieren: a) Die Liganden gebundenen α- und β-Rezeptoren dimerisieren zu Heterodimeren und deaktivieren den Komplex am „oestrogen response element" (ERE) auf der DNA sowie weitere ERα vermittelte Kofaktoren für die Transkription, b) Aktivierte ERβ induzieren unabhängig vom ERα andere „response elements" auf der DNA und steuern zelluläre Prozesse wie Signaltransduktion und weitere Transkriptionsfaktoren (Rice et al. 2008).

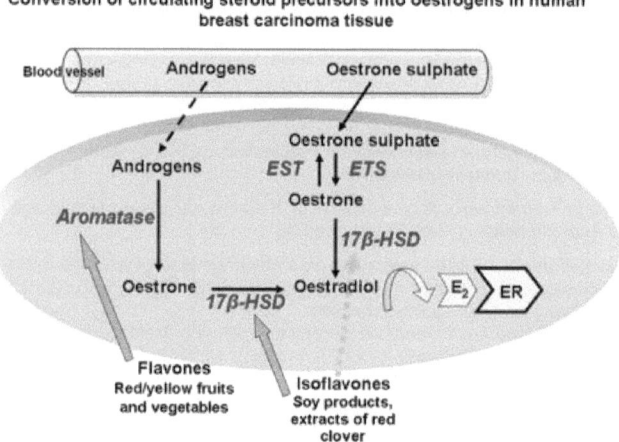

Abbildung 2.2: Mögliche Wirkmechanismen der Phytoöstrogene im Östrogenstoffwechsel (übernommen aus Rice & Whitehead 2006)

Tabelle 2.3 fasst die möglichen anti-östrogenen Wirkungsweisen der pflanzlichen Präparate noch einmal zusammen.

Obgleich rezeptorvermittelte zellproliferative Wirkungen für Isoflavone in verschiedenen (geringen) Konzentrationsbereichen im Tiermodell und an Brustkrebszelllinien beschrieben wurden (Allred et al. 2001), - was zu der aktuellen Diskussion um die potentiellen Risiken führte -, überwiegen insgesamt Berichte anti-östrogener Wirkungen bei hohen physiologischen Konzentrationen von Isoflavonen und Stoffgemischen (Mense et al. 2008b; Rice et al. 2007). Beim Menschen wurden östrogene Wirkungen der Isoflavone bisher nicht eindeutig identifiziert, abgesehen von Studien, die bei Frauen eine höhere Brustgewebsdichte unter Isoflavonzufuhr feststellten (Petrakis et al. 1996; Stuedal et al. 2005) und einer epidemiologischen Studie, die ein höheres Risiko für Brustkrebs fand (Ward et al. 2008).

Tabelle 2.3: Übersicht potenzieller anti-östrogener Wirkmechanismen der Phytoöstrogene

Potenzielle Mechanismen (Auswahl)	ER abhängig	Stoffe
1. Inhibition von Östrogen synthetisierenden Enzymen - Hydroxysteroid-Dehydrogenasen	Nein	Isoflavone
- Aromatasen	Nein	Flavone
- Sulphotransferasen	Nein	Isoflavone
- Sulfatasen	Nein	Cimicifuga
2. Umwandlung von Östrogen in weniger toxische Metaboliten (Mense et al. 2008a)	Nein	Flavone
3. Rezeptorvermittelte, das Zellwachstum und den Zellzyklus hemmende Mechanismen (evtl. Induktion zellwandständiger ER)	Ja	Isoflavone
4. Antioxidative Aktivität durch Bildung von Superoxid-Anionen und Hydrogenperoxid (Auffangen freier Radikale) bei hoher Konzentration	Nein	Isoflavone Cimicifuga
5. Induktion von Apoptose bei hoher Konzentration in ERnegativen und -positiven Zellen z.B. durch Inhibition der Topoisomerase II	Ja/Nein	Isoflavone Cimicifuga
6. Antiproliferative Wirkungen: z.B. durch Inhibition von Tyrosinkinasen und Störungen der Signalwege von Wachstumsfaktoren, u.a. Epidermal Growth Factor-(EGF), Transforming Growth Factor (TGF-α), Insuline like Growth Factor (IGF) (Fioravanti et al. 1998; Limer et al. 2004). Hemmung der Her2/neu-Synthese durch Genistein >1 µMol (Katdare et al. 2002; Sakla et al. 2007)	Ja/nein	Isoflavone in hoher Konzentration
7. Hemmung der Angiogenese (Bildung neuer Gefäße im Tumorgewebe)	Ja	Isoflavone

Aufgrund der teilweise unbekannten Stoffgemische in den Präparaten ist ein Fokus auf die relevanten Wirkmechanismen nur bedingt möglich. Die am besten untersuchten Isoflavone Daidzein und Genistein haben in dieser Stichprobe eine relativ geringe Prävalenz (ca. 10%), dagegen haben Cimicifuga-Präparate einen Anteil von über 50%, so dass rezeptorunabhängige Mechanismen, mit einer höheren Wahrscheinlichkeit bedeutsam sind. Zeigen sich in den Analysen inverse Assoziationen zwischen pflanzlichen Präparaten und rezeptornegativen Tumoren, spricht das für eine Beteiligung rezeptor und hormonunabhängiger Wirkmechanismen. Die mit den Präparaten verbundene hohe Dosierung der Wirkstoffe befördert zudem unter Umständen unspezifische Mechanismen, die einer hohen Konzentration am Wirkungsort bedürfen (z.B. Apoptose, Antioxidation). Für eine differenzierte Abgrenzung einzelner Wirkmechanismen ist die Fall-Kontroll-Studie nicht konzipiert.

2.4 Phytoöstrogenzufuhr, Menopausenstatus und Brustkrebsrisiko

In ostasiatischen Regionen wie Japan und China, in denen Sojaprodukte und Gemüse zur Grundnahrung gehören, ist die Inzidenz an hormonabhängigen bösartigen Tumoren gegenüber der in Europa und den USA geringer. Nachkommen chinesischer Einwanderinnen in die USA wiesen nach ein bis zwei Generationen allerdings ähnliche Brustkrebsraten auf wie die einheimische Bevölkerung (Zusammenfassung bei (Gammon et al. 2008)). Es wurde vermutet, dass Anpassungen an den amerikanischen Lebensstil und die Ernährungsweise für dieses Phänomen hervorrufen. Für eine Brustkrebs-präventive Wirkung im Erwachsenenalter scheint eine phytoöstrogenhaltige Nahrung in der frühen Kindheit bis hin zum Jugendalter wichtig zu sein (Boucher et al. 2008a; Thanos et al. 2006; Wu et al. 2002; Wuttke et al. 2007).

Eine Vielzahl von Beobachtungsstudien beschäftigte sich mit der alimentären Aufnahme von Phytoestrogenen (Flavonoide, vor allem Isoflavone und Lignane) bei Erwachsenen und dem assoziierten Brustkrebsrisiko. Die Ergebnisse der Studien sind jedoch in mehrfacher Hinsicht widersprüchlich, wofür Unterschiede in den jeweils untersuchten Substanzen, der aufgenommenen bzw. ermittelten Dosis (Fragebogen, Konzentrationsmessungen im Serum, Urin), Nahrungsmatrix, Bioverfügbarkeit und der genetischen Variabilität verantwortlich gemacht werden.

Außerdem gilt der Menopausenstatus als kritisch, da je nach basaler endogener Östrogenkonzentration in der Prä- und Postmenopause Phytoöstrogene unterschiedlich wirken können (Wood et al. 2007). Mehrere Reviews und Metaanalysen (Gikas et al. 2005; Qin et al. 2006; Trock et al. 2006), die den Einfluss nahrungsbedingter Soja- bzw. Isoflavonzufuhr auf das Brustkrebsrisiko untersuchten, fanden aber nur geringe oder keine Unterschiede zwischen prä- und postmenopausalen Frauen, zuletzt Wu et al. (Wu et al. 2008b). In Populationen asiatischer Herkunft war das Brustkrebsrisiko ab einer Isoflavonaufnahme >5 mg/Tag dosisabhängig reduziert (5 vs. 20 mg pro Tag: OR 0.71, 95%KI 0.60-0.85; 5 vs. 10 mg/Tag OR 0.88, 95%KI 0.8-0.98). In westlichen Populationen mit geringer Isoflavonzufuhr von <1 mg wurde kein Einfluss der Isoflavone auf das Brustkrebsrisiko (OR 1.04, 95%KI 0.97-1.11) nachgewiesen (Wu et al. 2008b). Neuere Studien aus Europa und Kanada bestätigten überwiegend die Ergebnisse von Wu et al. in westlichen Populationen (Cotterchio et al. 2008; Hedelin et al. 2008; Travis et al. 2008; Ward et al. 2008), nämlich, dass für die Wirkung der Isoflavone die Dosis entscheidend ist und weniger der Menopausenstatus.

Auch die in westlicher Nahrung vorherrschenden Flavone, Flavonole, Flavan-3-ole und Lignane wurden auf ihren Einfluss auf das Brustkrebsrisiko in Abhängigkeit vom Menopausenstatus untersucht. Es zeigten sich protektive Effekte von Flavonen auf das prä- und postmenopausale Brustkrebsrisiko in drei Fall-Kontroll-Studien (Bosetti et al. 2005; Fink et al. 2007; Peterson et al. 2003). Einige Studien fanden schützende Effekte der Lignane bei post- (Fink et al. 2007; Suzuki et al. 2008a; Touillaud et al. 2007) und prämenopausalen Frauen (Linseisen et al. 2004), andere sahen weder prä- noch postmenopausal einen Zusammenhang mit Lignanen (Cotterchio et al. 2008; Verheus et al. 2007; Zeleniuch-Jacquotte et al. 2004).

Eine hohe Phytoöstrogenzufuhr über die Nahrung, z.B. durch eine lignanhaltige Ernährung, könnte die Assoziation zwischen der Einnahme von Präparaten und dem Brustkrebsrisiko stören, wenn Frauen, die pflanzliche Präparate nehmen, sich besonders ballaststoffreich ernährten und dadurch eine hohe Lignanaufnahme hätten.

2.5 Pflanzliche Präparate und Brustkrebsrisiko: Stand des Wissens

Zurzeit sind nur zwei Studien bekannt, die die Frage des Brustkrebsrisikos im Hinblick auf die Nutzung von pflanzlichen Präparaten zur Therapie klimakterischer Beschwerden direkt untersucht haben.

In einer historischen Kohortenstudie auf der Basis von Praxisdaten wurde bei Frauen mit einem primären Mammakarzinom, denen gegen klimakterische Beschwerden das Cimicifuga-Präparat Remifemin verschrieben wurde (etwa 10%), die tumorfreie Überlebenszeit im Vergleich zu Frauen ohne diese Verschreibung untersucht (Zepelin et al. 2007). Es zeigte sich eine geringere Rezidivhäufigkeit bei Patientinnen mit mindestens einer Remifemin-Verschreibung (Hazard Ratio 0.83, 95% KI 0.69-0.99), adjustiert für Tamoxifen (35.8% in der Remifemin-Gruppe, 24% der Kontrollpatientinnen ohne Remifemin-Verschreibung), das selbst keinen Einfluss auf die rezidivfreie Zeit hatte.

Anfang 2007 erschien die erste US-amerikanische Beobachtungsstudie über den Einfluss von hormonähnlichen Ergänzungsmitteln (hormone-related supplements) zur Linderung von menopausalen Beschwerden auf das Brustkrebsrisiko. Das Design war, ebenso wie die Marie-Studie, eine retrospektive Fall-Kontroll-Studie mit 949 Fällen und 1524 Kontrollen im Alter zwischen 50 und 79 Jahren. Die Prävalenz der Einnahme lag bei 14.7% unter den „European Americans". Frauen, die ein pflanzliches Präparat einnahmen, hatten ein um 35% vermindertes Risiko für invasiven Brustkrebs (adjustierter OR 0.65, 95% KI 0.49-0.87) gegenüber Frauen, die keine Präparate einnahmen. Die Odds-Ratios für Cimicifuga racemosa ohne und einschließlich Remifimin waren signifikant vermindert ($OR_{ohne\ Remifemin}$ 0.37 95%KI 0.20-0.66; $OR_{mit\ Remifemin}$ 0.44, 95%KI 0.25-0.77) (Rebbeck et al. 2007). Für die übrigen Substanzklassen (u.a. Isoflavone aus Rotklee und sojahaltige Mittel) wurden statistisch nicht signifikante Odds-Ratios unter 1 beobachtet.

Klinische Studien untersuchten den Einfluss von Isoflavonen und Cimicifuga auf die Brustgewebsdichte als Risikoindikator und fanden, mit einer Ausnahme (Duffy et al. 2007), keine Auswirkungen (Hirschberg et al. 2007; Maskarinec et al. 2006; Stuedal et al. 2005). Eine randomisierte Studie aus England untersuchte z.B. an 86 postmenopausalen Frauen mit unauffälligen Mammographien einen Isoflavon-Extrakt aus Rotklee (Trifolium pratense: 42 mg Biochanin A und Formononetin plus 1,5 mg Genistein und Daidzein täglich über ein Jahr) gegenüber 91 Frauen in der Placebogruppe. Beide Gruppen verhielten sich bezüglich der mit Brustkrebs assoziierten Marker (Brustgewebsdichte, Hormonstatus, Reduktion von Wechseljahresbeschwerden) gleich (Atkinson et al. 2004).

Die Einnahme pflanzlicher Präparate ist möglicherweise ein Surrogat für einen „gesunden Lebensstil" der Nutzerinnen, d.h. dass beispielsweise eine höhere körperliche Aktivität und eine gesunde Ernährung die ursächlichen Faktoren für die beobachteten protektiven Assoziationen sein könnten. In den oben genannten Studien wurde zwar für wichtige Confounder adjustiert, jedoch nicht für die erwähnten Faktoren eines „gesunden" Lebensstils.

2.6 Phytoöstrogene, Histologie und Rezeptorstatus

Der histologische Typus gibt neben dem Rezeptorstatus Auskunft über die hormonelle Sensitivität des Mamma-Karzinoms, die bei duktalen und rezeptornegativen Tumoren geringer ist als bei lobulären und rezeptorpositiven Typen. In der Marie-Studie war das Odds-Ratio unter postmenopausaler HT für lobuläre und tubuläre Tumore mehr als doppelt so hoch wie für duktale Tumore (OR_{duktal} 1.39) (Flesch-Janys et al. 2008). Entsprechend könnten pflanzliche Präparate je nach histologischem Typ unterschiedlich auf das Brustkrebsrisiko wirken und auf verschiedene Wirkmechanismen hinweisen. Über einen Zusammenhang zwischen Phytoöstrogenen und dem nach histologischem Tumortyp differenzierten Brustkrebsrisiko liegen keine epidemiologischen Daten vor.

Wenige Studien haben den Einfluss von Phytoöstrogenen (pflanzliche Präparate, Lignane und Flavonoide aus der Nahrung) auf das Auftreten eines invasiven Brustkrebses in Abhängigkeit vom ER/PR Status untersucht. Rebbeck et al. (Rebbeck et al. 2007) berichten ausschließlich über Cimicifuga-Präparate und fanden statistisch signifikant geringere Risiken bei negativem und positivem ER-Status sowie bei positivem PR-Status der Tumoren. Auch für alimentär aufgenommene Flavonoide zeigte sich ein niedrigeres Tumorrisiko unabhängig vom Östrogen- und Progesteronrezeptorstatus (Fink et al. 2007; Wu et al. 2008a), jedoch gab es bei Fink et al. keine rein rezeptornegative Gruppe. Ward et al. berichten ein erhöhtes Risiko für ER positive Tumore bei einer höheren Equol-Konzentration in der Norfolk-EPIC-Kohorte (Ward et al. 2008). Schützende Effekte von Lignanen fanden sich sowohl bei Tumoren mit positivem Rezeptorstatus (Suzuki et al. 2008a; Touillaud et al. 2007), als auch bei rezeptornegativen Tumoren (McCann et al. 2006; Olsen et al. 2004). In einer weiteren Studie war nur Coumestrol (minimale Aufnahme) invers mit rezeptornegativen Tumoren assoziiert (Hedelin et al. 2008).

Insgesamt ist die Bedeutung des Östrogen- und Progesteronrezeptorstatus für die mögliche Wirkung der pflanzlichen Präparate auf das Tumorrisiko unklar.

Eine spezifische Bindung der Phytoöstrogene an den Progesteronrezeptor ist mir nicht bekannt. Da aber aktivierte Östrogenrezeptoren die Bildung von Progesteronrezeptoren induzieren und ER- und PR-Status korreliert sind, werden in Studien häufig die kombinierten positiven Subtypen den negativen Subtypen gegenübergestellt. Es ist daher eine gleichgerichtete Wirkung der Phytoöstrogene auf jeweils ER und PR positive oder negative Tumoren zu erwarten.

Her2neu ist ein prognostischer Marker aus der Familie der Rezeptoren für epidermale Wachstumsfaktoren, der bei Überexpression (20-30% der invasiven Tumore) eine gegenüber Her2neu negativen Tumoren ungünstigere Prognose anzeigt. Der mögliche Einfluss pflanzlicher Präparate auf den Her2neu-Status wurde in epidemiologischen Studien bisher nicht untersucht. Eine Interventionsstudie mit Brustkrebspatientinnen, die 25 g/Tag Leinsamen (Lignane) bekamen, zeigte eine verringerte Expression von Her2neu, eine gehemmte Zellproliferation und höhere Apoptosisraten in Brustgewebsbiopsien veglichen mit der Zeit vor der Intervention (Thompson et al. 2005). *In vitro* Versuche haben gezeigt, dass Genistein unabhängig vom Östrogenrezeptorstatus die Produktion des Her2neu hemmt (Sakla et al. 2007). Sollte die Hypothese einer Hemmung von Her2neu auch durch pflanzliche Präparate zutreffen, wäre eine stärkere Assoziation zu Her2neu negativen als zu positiven Tumoren zu erwarten.

2.7 Ziel der Arbeit

Mit den Daten der MARIE-Fall-Kontroll-Studie wurde die Hypothese eines schützenden Zusammenhangs zwischen der Nutzung pflanzlicher Präparate und dem postmenopausalen Brustkrebsrisiko in Deutschland untersucht. Im Mittelpunkt stand dabei das Neuauftreten eines invasiven Tumors in Abhängigkeit von Zeitpunkt, Wirkstoffklasse und Einnahmedauer der pflanzlichen Präparate. Darüber hinaus sollten stratifizierte Analysen für Tumorcharakteristika zeigen, ob die Assoziation gegebenenfalls in bestimmten Subtypen (Östrogenrezeptor-, Progesteronrezeptor, Her2neu-Status, histologischer Typus [invasiv duktal, invasiv lobulär/mixed/tubulär, in situ]) variiert, um daraus Kenntnisse über potenzielle Wirkmechanimen ableiten zu können.

Zur Überprüfung der Frage, ob ein protektiver Effekt der Einnahme pflanzlicher Präparate von einem gesunden Lebensstil der Frauen beeinflusst wird, wurden unter anderem Lebensstilfaktoren wie Alkoholkonsum, Rauchen, körperliche Aktivität und eine gesunde Ernährung in den Analysen berücksichtigt und zusätzlich eine Sensitivitätsanalyse durchgeführt.

3 Methoden

3.1 Studiendesign und Datenerhebung

3.1.1 Population - Rekrutierung

Die Marie-Studie (Mamma-Karzinom Risikofaktoren Erhebung) ist eine Fall-Kontroll-Studie, in der Frauen im Alter von 50-74 Jahren aus zwei Regionen in Deutschland, dem Bundesland Hamburg und der Rhein-Neckar-Karlsruhe-Region zu Risikofaktoren für Brustkrebs persönlich interviewt wurden. Im Zeitraum vom 1.1.2001 - 30.9.2005 in Hamburg und vom 1.8.2002 – 31.7.2005 in der RNK-Region neu an Brustkrebs Erkrankte wurden in die Studie eingeschlossen. In Hamburg waren darunter alle dem Krebsregister gemeldeten Neuerkrankungsfälle mit Erst-Diagnosedatum seit dem 1. Januar 2001. Die Interviews wurden vom 1. August 2002 bis 31. Dezember 2005 durchgeführt. Von allen Teilnehmerinnen liegen schriftliche Einverständniserklärungen vor.

Die Studie wurde vom Datenschutzbeauftragten der Stadt Hamburg und den Ethikkommissionen der Ärztekammer Hamburg und der Universität Heidelberg genehmigt. Die Durchführung und das Design der Studie entsprachen den Maßstäben der Helsinki-Deklaration des Weltärztebundes.

Die Studienpopulation setzte sich folgendermaßen zusammen: zu jeder an Brustkrebs neu erkrankten Patientin (Fall) wurden zwei Frauen ohne Brustkrebs (Kontrollen) nach der Studienregion und dem Geburtsjahr häufigkeitsgematcht, die über die regionalen Einwohnermeldeämter zufällig ausgewählt wurden. Die Rhein-Neckar-Karlsruhe-Region umfasste 14 Kreise mit 240 Städten und Gemeinden, deren Einwohnerdaten von vier regionalen Rechenzentren verwaltet und bereitgestellt wurden (Tabelle 7.1 im Anhang), während im Stadtstaat Hamburg ein zentrales Einwohnermelderegister die Daten zur Verfügung stellte. Die Kontroll-Stichproben wurden populationsbasiert gezogen, d.h. anteilig nach Geburtsjahrgängen der weiblichen Bevölkerung in den Gemeinden.

Zu den Einschlusskriterien gehörten eine gemeldete Wohnadresse innerhalb der Studienregion zum Zeitpunkt der Ziehung bzw. der Diagnose sowie ein Alter zwischen 50 und 74 Jahren. Weitere Kriterien waren ein ausreichendes deutsches Sprachverständnis und die körperliche und mentale Interviewfähigkeit. Frauen mit einer Brustkrebserkrankung in der Zeit vor Studienbeginn wurden ausgeschlossen.

Von 17093 geeigneten Kontrollen nahmen 7421 (43.4%) teil, 7521 (44.0%) lehnten ab und 2151 (12.6%) antworteten nicht auf bis zu drei Anschreiben und/oder waren telefonisch nicht erreichbar.

Fälle wurden durch 51 Kliniken und Praxen anhand von Einlieferungslisten, Operationsplänen und Pathologieberichten sowie durch Meldungen an das Hamburgische Krebsregister identifiziert und in die Studie eingeschlossen, wenn ein histologisch bestätigtes primäres invasives Mamma-Karzinom oder ein Karzinoma in situ (ICD 10 pos C50 und D05) vorlag. Mehrheitlich konnten die Patientinnen noch im Krankenhaus oder kurz nach ihrer Entlassung zur Teilnahme eingeladen werden, jedoch nicht die ausschließlich vom Krebsregister gemeldeten Fälle. Bei ihnen war der Zeitraum zwischen Diagnose und Interview länger.

Von 6114 Brustkrebsfällen mit erfüllten Einschlusskriterien, wurden 5969 schriftlich kontaktiert, wovon wiederum 3919 (64.1%) teilnahmen und 2195 (35.9%) entweder die Teilnahme ablehnten oder nicht auf Einladungen reagierte.

Die Vollständigkeit der Fallerhebung (Populationsbasis) wurde in beiden Regionen durch regelmäßige Begutachtung von Klinik-Patientenlisten und Pathologieberichten überprüft. Für Hamburger Fälle fand zusätzlich ein Abgleich mit dem Hamburgischen Krebsregister statt, während in der RNK-Region nur ein Vergleich mit zu erwarteten Fallzahlen basierend auf dem Saarländischen Krebsregister möglich war.

3.1.2 Instrumente (Hauptfragebogen, Ernährungsbogen, Kurzfragebogen)

Insgesamt wurde mit 11154 Teilnehmerinnen ein standardisiertes persönliches Interview durch geschulte Mitarbeiterinnen geführt. Ein Teil der Frauen (n = 1033) wurde als prä- oder perimenopausal eingestuft (s.u.), so dass Daten von 10121 postmenopausalen Frauen für die Analyse verfügbar waren. Der Schwerpunkt des durchschnittlich 1½ Stunden dauernden Interviews bezog sich auf die Hormontherapie in den Wechseljahren. In diesem Rahmen wurde ebenfalls nach der Einnahme pflanzlicher Präparate zur Therapie von klimakterischen Beschwerden mittels einer Präparateliste gefragt, die unter anderem Angaben über Markenname, Dauer, Beginn und Ende der Einnahme erlaubte. Darüber hinaus enthielt der Haupt-Fragebogen Angaben zu weiteren bekannten und potenziellen Einflussfaktoren für Brustkrebs, darunter demographische, biographische und anthropometrische Daten (Menarchealter, Schwangerschaften und Stillverhalten, Größe und Gewicht), Mammographien, Vorerkrankungen, Familienanamnese und Lebensstilfaktoren. Letztere umfassen Details über den Zigaretten- und Alkoholkonsum und die körperliche Aktivität in Alltag und Freizeit.

Darüber hinaus wurde den Teilnehmerinnen ein 32-seitiger Ernährungsfragebogen zum

Selbstausfüllen überreicht, der - geringfügig modifiziert - dem EPIC (European Prospective Investigation into Cancer) „Food Frequency Questionaire" zur Erfassung der Ernährungsweise im Jahr vor der Krebsdiagnose bzw. vor dem Interview entsprach (Bohlscheid-Thomas et al. 1997a; Bohlscheid-Thomas et al. 1997b). Für jedes Food-Item wurde aus der Häufigkeit und Portionsgröße eine „Nährstoffzeile" mit einer Vielzahl von Einzelnährstoffen erstellt. Daraus erfolgte die Berechnung der Zufuhrmengen pro Person und Nährstoff nach einem von Linseisen et al. (Linseisen et al. 2004) beschriebenen Modus. Ein Ernährungsbogen liegt von 85% (n = 8569) der 10121 postmenopausalen Frauen vor.

Kontrollen, welche die Teilnahme verweigerten, wurde ein strukturierter Kurzfragebogen angeboten, der einige der wichtigsten Variablen der Studie enthielt. Anhand dieser Daten konnte abgeschätzt werden, wie sich eine potentiell verzerrte Teilnahme auf die Risikoschätzer für die HT auswirken (Flesch-Janys et al. 2008). Insgesamt 2997 Kontrollen beantworteten meistens telefonisch diesen Kurzfragebogen. Der Zugang zu Fällen, die das vollständige Interview ablehnten, war datenschutzrechtlich in der RNK-Region eingeschränkt, so dass von der Kurzfragebogenerhebung abgesehen wurde. In Hamburg konnten systematisch nur aus einer Klinik und vom Hamburgischen Krebsregister gemeldete Fälle zur Teilnahme am Kurzfragebogen eingeladen werden. Von 317 geeigneten Fällen nahmen 144 Patientinnen teil.

3.2 Statistische Analyse

3.2.1 Basis-Definitionen

Frauen wurden als postmenopausal eingestuft, wenn sie ihre letzte natürliche Menstruation mindestens 12 Monate vor dem Interview bzw. vor dem Diagnosedatum angaben, eine bilaterale Ovarektomie vorlag oder wenn eine Chemo- bzw. Strahlentherapie (nicht wegen Brustkrebs) als Grund für das Ausbleiben der Regel angegeben wurde. Über 55-jährige Frauen mit einer vorausgegangenen Hysterektomie oder Hormoneinnahme wurden ebenfalls als postmenopausal mit unbekanntem Menopausenalter betrachtet, da 90% der Frauen mit natürlicher Menopause diese mit 55 Jahren erreicht haben. Unter 55-jährige Frauen mit einem ungeklärten Menopausenstatus aufgrund einer Hysterektomie oder Hormoneinnahme wurden von der Analyse ausgeschlossen.

Durch das Matching nach individuellem Geburtsjahr waren Kontrollen zum Zeitpunkt des Interviews älter als Fälle zum Zeitpunkt der Diagnose (Summe der mittleren Differenz in den Geburtsjahresschichten $Alter_{Kontrollen}$ - $Alter_{Fälle}$ = 0.77 Jahre). Um Verzerrungen zu minimieren, die wegen des im betrachteten Zeitraum veränderten HT-Einnahmeverhaltens möglich sind, wurde für Kontrollen ein Referenzdatum berechnet. Dazu wurde vom individuellen Interviewzeitpunkt die geburtsjahr-spezifische mittlere Altersdifferenz zwischen Fällen und Kontrollen subtrahiert und alle zeitabhängigen Variablen der Kontrollen an diesem Datum zensiert.

3.2.2 Expositionsvariablen

Fälle und Kontrollen, die vor dem Referenzdatum mehr als 3 Monate pflanzliche Präparate einnahmen, wurden als Nutzerinnen pflanzlicher Präparate definiert, bei kürzeren Zeiten wurden sie den Nicht-Anwenderinnen zugeordnet. Eine aktuelle Einnahme bestand bis zu 6 Monaten vor dem Referenzdatum, während eine länger zurückliegende Einnahme als „frühere Einnahme" galt. Entsprechend wurde die Hormontherapie definiert.

Als Expositionsvariablen für die pflanzlichen Präparate wurden „jemals genommen", aktuelle und frühere Einnahme und die Nutzungsdauer (0 [bis zu 3 Monaten], <1 Jahr, 1-5 Jahre, >5 Jahre) überprüft, wobei die Referenz immer die Nicht-Anwenderinnen waren (Tabelle 3.1). Die Wirkstoffe aller angegebenen, bekannten pflanzlichen Präparate wurden in acht Klassen eingeteilt und Wirkstoffe aus Mischpräparaten mehreren Klassen zugeordnet. Für die Regressionsanalyse wurden Remifemin und Remifeminplus zusamengefasst und sieben Präparateklassen simultan in Form von „jemals bestimmten Wirkstoff genommen" untersucht:

1. Remifemin (Cimicifuga) ohne Johanniskraut
2. ‚Remifemin plus' (Cimicifuga und Johanniskraut)
3. Cimicifugapräparate ohne Remifemin
4. Johanniskraut ohne Cimicifuga
5. Phytoöstrogene (sojahaltige Mittel + Rotklee [Isoflavone])
6. Vitex Agnus Castus (Mönchspfeffer)
7. Andere (Pulsatilla, Rhapontikrhabarber, Nachtkerze, Ginseng, Salbei etc.)
8. Unbekannte Mittel (ohne nähere Angaben außer der Applikationsform).

Die individuelle Dosis war nicht bestimmbar, da die Hersteller Minimal- und Maximaldosen je nach Stärke der Beschwerden empfehlen (50 - 300 mg Isoflavone pro Tag, Remifemin 20 - 80 mg) und die eingenommene Dosis nicht erhoben wurde.

Tabelle 3.1: Zielgrößen, Expositionsvariablen und Analysegruppen

Zielgröße	Exposition: Pflanzliche Präparate	Modelle
Invasive Tumore 1. Gesamtgruppe 2. Frauen ohne HT	1. Jemals vs. nie 2. Früher, aktuell vs. nie 3. Dauer in Jahren (Kategorien, kontinuierkich) 4. Zeit seit Absetzen (nur frühere Einnahme) 5. Präparateklassen simultan (Gesamtgruppe)	Multiple logistische Regression
Histologischer Typ 1. Invasiv duktal; lobulär; mixed duct./lob.; tubulär; sonstige invasive Tumore; Ca in situ	1. Jemals vs. nie 2. Früher, aktuell vs. nie 3. Dauer in Jahren (Kategorien)	Multiple polytome Regression
Rezeptorstatus 1. ER+ /ER- 2. PR+ /PR- 3. ER+ oder PR+/ ER- und PR- 4. Her2neu negativ / positiv	1. Jemals vs. nie 2. Früher, aktuell vs. nie 3. Dauer in Jahren (Kategorien)	Multiple polytome Regression

3.2.3 Logistische Regressionsanalysen und Kovariaten

Für die statistische Analyse der Hauptzielgröße „Invasive Tumore" wurden unkonditionale multiple logistische Regressionsmodelle zur Schätzung von Odds-Ratios und 95%-Konfidenzintervallen verwendet (SPSS, Version 15). Die Gruppen der histologischen Tumortypen (invasiv duktal, invasiv lobulär/tubulär/gemischt und Ca in situ), und des Rezeptorstatus (Östrogen, Progesteron und HER2/neu) wurden mittels polytomer logistischer Regressionsmodelle analysiert (SPSS 15, Prozedur NOMREG), um den Einfluss der unabhängigen Variablen auf die verschiedenen Tumortypen gleichzeitig zu schätzen. Die histologischen Typen der lobulären, tubulären und gemischt duktal/lobulären Tumoren wurden zusammengefasst, da die Subtypen geringe Fallzahlen aufwiesen und sich bezüglich des HT assoziierten Brustkrebsrisikos nicht grundlegend unterschieden.

In der Marie-Studie zeigte sich, dass die aktuelle Einnahme von Hormonen mit einem erhöhten Brustkrebsrisiko assoziiert ist, dagegen das Risiko nach Absetzen vor mehr als fünf Jahren nicht mehr höher als in der Kontrollgruppe ohne HT-Einnahme ist (Flesch-Janys et al. 2008). Ein schützender Effekt von pflanzlichen Präparaten auf das Brustkrebsrisiko in der Gesamtstichprobe, könnte mit dem Absetzen der HT zusammenhängen („Huckepackeffekt"). In den Analysen der Gesamtgruppe wurde daher für den Confounder HT mit einer kategorisierten Variable adjustiert, die nach aktueller und früherer Hormontherapie unterscheidet.

Effektmodifikationen wurden mit Hilfe von multiplikativen Interaktionstermen zwischen kategorialen Variablen der Exposition und HT sowie anderen Confoundern in multivariaten Modellen überprüft, in dem jeweils alle Kategorien miteinander kombiniert wurden. Als Beispiel dient der fünf-stufige Interaktionsterm für pflanzliche Präparate und HT (in Klammern Codierung):

1. Gemeinsame Referenz-Kategorie: keine pflanzlichen Präparate, keine HT (0,0)
2. Früher pflanzliche Präparate, früher HT (1,1)
3. Früher pflanzliche Präparate, aktuell HT (1,2)
4. Aktuell pflanzliche Präparate, früher HT (2,1)
5. Aktuell pflanzliche Präparate, aktuell HT (2,2)

Entsprechend wurde bei weiteren Interaktionstermen verfahren und jeweils gegen die erste Kategorie (Referenz) kontrastiert. Die statistische Signifikanz wurde anschließend in den Modellen mit und ohne Interaktionsterm mittels Likelihood-Ratio-Test ermittelt (Kleinbaum 2002).

Zur Überprüfung des Trends wurde die kontinuierliche Variable „Dauer der Einnahme pflanzlicher Präparate (Jahre)" eingesetzt. Bei ordinalen Variablen (Nährstoff-Index, Sport) wurde der Trend über die Klassenmittel der Kategorien überprüft.

Die Heterogenität zweier Parameterschätzer aus polytomen Modellen wurde mit einem Test unter Berücksichtigung der Kovarianzen abgeleitet, dessen Testgröße annähernd χ2-verteilt ist:

Heterogenitätstest

$$z = \frac{\beta_1 - \beta_2}{\sqrt{Var(\beta_1) + Var(\beta_2) - 2*Cov(\beta_1, \beta_2)}}$$

Für die Überprüfung der Heterogenität der Odds-Ratios im Modell mit sieben Wirkstoffklassen wurden die ORs entsprechend ihrer Varianz gewichtet und die Summe der Abweichungsquadrate der gewichteten Schätzer vom durchschnittlichen Gesamtschätzer ermittelt. Der resultierende Chi-Quadratwert wurde für sechs Freiheitsgrade (Anzahl der Schätzer – 1) beurteilt.

Als unabhängige Einflussgrößen wurden überwiegend bekannte Risikofaktoren für Brustkrebs berücksichtigt, die bereits in der Auswertung der Marie-Studie zum Einfluss der HT verwendet wurden. Kovariaten, die keinen Effekt auf die Zielgröße zeigten und gleichzeitig die zu untersuchende Assoziation nicht störten (Abweichung der Parameterschätzer für die Expositionsgröße um weniger als 10% in Modellen mit und ohne die entsprechende Kovariate), blieben in Subgruppenanalysen unberücksichtigt. Die vollständig adjustierten Regressionsmodelle enthielten folgende Variablen (Tabelle 3.2): Geburtsjahresklassen, Studienregion, Alter bei Menopause, Alter bei Menarche, Parität (Anzahl voll ausgetragener Schwangerschaften > 28. Woche), jemals ein Kind gestillt, Anzahl der Mammographien, jemals eine gutartige Brusterkrankung, BMI, familiärer Brustkrebs bei Mutter, Schwester oder Tochter, berufliche Stellung, Rauchstatus, Alkoholkonsum und sportliche Aktivität.

Tabelle 3.2: Liste der getesteten Kovariaten

In finalen Modellen enthaltene Variablen

1. Studienregion (Hamburg, RNK-Region)
2. Geburtsjahrgänge (≤1934, 1935-1939, 1940-1944, 1945-1949, ≥1950)
3. Hormontherapie (nie, früher, aktuell)
4. Menopausenalter (<47, 47-<52, 52-55,-<55 Jahre, unbekannt)
5. Menarchealter (<12, 12-14, ≥15 Jahre, unbekannt)
6. Kind/Kinder gestillt (ja, nein)
7. Parität (0, 1, 2, >=3)
8. Brustkrebserkrankung in der Familie bei Mutter, Schwester oder Tochter (ja, nein, unbekannt)
9. Gutartige Brusterkrankung in der Anamnese (ja, nein, unbekannt)
10. Anzahl der Mammographien vor der Diagnose/vor dem Interview (0, 1-4, 5-9, ≥10, unbekannt)
11. Berufliche Stellung (fünfstufiger Index und unbekannt)
12. Sport (Quintile der Metabolischen Äquivalente auf Basis der Kontrollen, unbekannt)

Ernährung (Gesamtgruppe mit EPIC-Fragebogen)

13. Sojaprodukte, Kaffee, Tee, Lignin, Obst, Gemüse, UFS* und Gesamtkalorien (Quartile)
14. Faktorwerte aus PCA von 29 Nahrungsmittelgruppen und Nährstoffen (Quartile)
15. Index der Nährstoffaufnahme von MUFS*, Vitaminen A und C, Cholesterin, Ballaststoffen

Nicht in finalen Modellen enthalten, aber überprüft

Menopausenstatus (natürlich, induziert, Hysterektomie, Sonstiges)
Body-Mass-Index (≤22.4, 22.5-24.9, 25-29.9, ≥30 kg/m^2)
Rauchen (Nie geraucht, Exraucherin, Raucherin)
Alkoholkonsum (gar nicht, <19g/Tag, >19g/Tag),
Körperliche Aktivität und Sport (andere Kategorien als unter 12.)

* UFS, einfach und mehrfach ungesättigte Fettsäuren, MUFS, mehrfach ungesättigte Fettsäuren

Die Ernährungsvariablen wurden in Modellen der Gruppe aller Frauen mit Ernährungsbogen untersucht. Für die Adjustierung wurden in getrennten Modellen auf drei Arten konstruierte Variablen eingesetzt (1. Ausgewählte Nahrungsmittel-Items, 2. Faktorwerte ausgewählter Komponenten einer Hauptkomponentenanalyse, 3. ein Index für gesunde Ernährung), um den Einfluss einer „gesunden Ernährung" vor dem Hintergrund der Korrelationen der Einzel-Items beurteilen zu können:

1. Ausgewählte Nahrungsmittel (Tabelle 3.2) wurden gemeinsam in das Modell eingeschlossen. Die als kontinuierliche Variable vorliegenden Items (Verzehrmengen in g/Tag) wurden in Quartile auf Basis der Verzehrmengen der Kontrollen unterteilt. Anschließend wurden die Verzehrmengen der Fälle den Quartilen zugeteilt. Neben Sojaprodukten, Kaffee, Tee, und Ballaststoffen (bzw. Lignin) wurden explorativ der Verzehr von Obst, Gemüse und ungesättigten Fettsäuren unter Kontrolle der Gesamtkalorien (kcal/Tag) untersucht.

2. Hauptkomponentenanalyse: Zahlreiche der Ernährungsitems sind untereinander mehr oder weniger korreliert. Mit Hilfe einer Hauptkomponentenanalyse (PCA) anhand der Daten von Kontrollen wurden Ernährungsmuster herausgearbeitet und eine Datenreduktion erreicht (Tabelle 7.3 im Anhang). Von sechs Faktoren mit Varianzanteilen über 4% (Eigenwerte > 1) konnten zwei im Sinne der gesuchten (gesunden bzw. phytoöstrogenhaltigen) Ernährungsmuster ermittelt werden, die Faktoren 2 und 6. Faktorwerte nahe Null weisen auf eine geringe Assoziation hin, hohe Faktorwerte (maximal -1 und +1) auf eine engere Assoziation des Items zum jeweiligen Faktor. Die standardisierten Faktorwerte der Kontrollen wurden in Quartile unterteilt und die Faktorwerte der Fälle darin eingruppiert. Die auf diese Weise gebildeten Variablen wurden in das Regressionsmodell der Gesamtgruppe (invasive Fälle und Kontrollen) aufgenommen.

3. Index für gesunde Ernährung: Eine weitere Analyse von Ernährungsmerkmalen erfolgte anhand einer Indexbildung, wie sie in einer Untersuchung der Universität Gießen vorgenommen wurde (Ringsdorf 2005). Darin wurden entsprechend den Empfehlungen der Deutschen Geselllschaft für Ernährung e.V. tägliche Mindestverzehrsmengen für fünf Nährstoffe als Indikatoren für eine „gesunde" bzw. „vor Krebs schützende" Ernährung gewählt (Tabelle 3.3). Bei jedem Erreichen des jeweiligen cut-offs wird eine 1 vergeben, so dass der Index minimal den Wert 0 und maximal einen Wert von 5 annehmen kann. Je höher der Indexwert ist, desto gesünder ist die Ernährung.

Tabelle 3.3: Bildung eines Indexes für „gesunde Ernährung"

Nährstoff-Items	Cut-off
1. Vitamin A/beta-Carotin	<4.20; ≥ 4.20 mg/d
2. Ballaststoffe	<30; ≥30+ g/d
3. Cholesterin	≥300; <300 mg/d
4. Vitamin C	<100; ≥100 mg/d
5. Rel. Anteil mehrfach ung. Fettsäuren an allen Fettsäuren	<30; ≥30 %
Indexwerte: erreichte Nährstoffgrenzen	
In keinem Item	0
In einem von 5 Items	1
In zwei von 5 Items	2
In drei von 5 Items	3
In vier/fünf von 5 Items	4/5

3.2.4 Powerabschätzung

In der Gesamtgruppe beträgt die Power bei einem Signifikanzniveau von α = 5% für die Einnahme pflanzlicher Präparate (Prävalenz unter Kontrollen jemals: 10.1%) einen Effekt von OR 0.80 statistisch zu sichern 80% (Tabelle 3.4). Für den aktuellen Gebrauch mit einer Prävalenz von 3.8% unter Kontrollen beträgt die Power noch 81%, wenn ein Risiko von OR 0.70 angenommen wird. In kleineren Subgruppen einzelner Tumorcharakteristika sinkt die Power jedoch sehr stark bei gleicher Effektstärke.

Die Power wurde auch in der Gruppe der Frauen untersucht, die keine HT durchgeführt hat, um die Frage zu beantworten, ob ein schützender Effekt der pflanzlichen Präparate auf das Brustkrebsrisiko unabhängig vom Absetzen oder dem Beginn einer HT ist (und eher ursächlich den Präparaten zuzuschreiben wäre). Wiederum ausgehend von einer 30%igen Risikoverminderung bei jemaliger Nutzung pflanzlicher Präparate, beträgt die Power in der Subgruppe 78% (α = 5%), und ist damit gerade noch ausreichend (Tabelle 3.4). In vielen Untergruppen-Analysen der Tumorcharakteristika aber auch in Kategorien der Expositionsvariablen und Wirkstoffklassen mit kleinen Fallzahlen reichte die statistische Power nicht aus, um signifikante Schätzer in der Größenordnung einer 25-30%igen Risikoverminderung zu erhalten. Bei einem nicht signifikanten Ergebnis in der Subgruppe lässt sich ein Zusammenhang nicht ausschließen, besonders wenn das obere Konfidenzlimit nah an der Signifikanzgrenze liegt ($p < 0.1$) und keine Heterogenität zwischen signifikanten und nicht signifikanten Schätzern festgestellt wird.

Tabelle 3.4: **Powerabschätzung des identifizierbaren Effektes der Einnahme pflanzlicher Präparate auf das Risiko für ein invasives Mamma-Karzinom**

Gruppe	N	Fälle mit invasivem Ca	Kontrollen	Effektstärke (OR)	Exposition pflanzl. Präparate (Kontrollen)	α	Power $(1-\beta)$
Gesamtgruppe	9916	3259	6657	0.80	10.1%	0.05	0.84
Gesamtgruppe		3259	6657	0.70	3.8%	0.05	0.81
Subgruppe lobuläre/gemischt ductal/lobuläre und tubuläre Tumore		921	6657	0.70	10.1%	0.05	0.75
Subgruppe ERPR negative Tumore		555	6657	0.70	10.1%	0.05	0.54
Subgruppe ohne HT	3742	1059	2683	0.70	10.7%	0.05	0.78

4 Ergebnisse

4.1 Charakteristika der Studienpopulation

Von allen 11154 Teilnehmerinnen wurden 10121 (3464 Fälle und 6657 Kontrollen) als postmenopausal eingestuft. Etwas mehr als die Hälfte der Studienteilnehmerinnen wohnte in Hamburg (55%). Die Fälle waren zur Referenzzeit im Mittel 63.3 Jahre und die Kontrollen 63.2 Jahre alt. Altersdifferenzen in 5-Jahres-Altersklassen lagen maximal bei 0.5% (Tabelle 4.1, letzte zwei Spalten). In Übereinstimmung mit bekannten Risikofaktoren für Brustkrebs waren die Fälle bei Eintritt der Menopause älter und hatten häufiger eine Hormontherapie als die Kontrollen, weshalb ein höherer Anteil an nicht bestimmbaren Menopausenalter bei Fällen resultierte. Fälle hatten weniger Schwangerschaften, seltener ein Kind gestillt und waren bei der ersten Geburt älter, außerdem hatten sie häufiger eine familiäre Vorbelastung mit Brustkrebs, eine gutartige Brusterkrankung in der Vorgeschichte und eine höhere Anzahl von Mammographien vor der Diagnose. Kein Unterschied zeigte sich im Alter bei Menarche, Body-Mass-Index, Alkoholkonsum und Rauchstatus zwischen Fällen und Kontrollen. Die berufliche Stellung war ähnlich verteilt, mit Ausnahme der Zahl der Arbeiterinnen, die bei Fällen überwog (Tabelle 4.1). Kontrollen übten häufiger sportliche Aktivitäten aus als Fälle. In Bezug auf den Nährstoff-Index, der als Indikator für eine ‚Krebs vorbeugende' bzw. gesunde Ernährung dient (Tabelle 7.2 im Anhang), versorgte sich niemand mit allen 5 Nährstoffen genügend und weniger als 10% erreichten die Richtwerte für 4 Nährstoffe, wobei Fälle häufiger die entsprechenden Kriterien erfüllten. Die mittleren Verzehrsmengen einzelner Nahrungsmittelitems waren bei Fällen und Kontrollen jedoch nicht unterschiedlich (Tabelle 4.1). Aus der Hauptkomponentenanalyse der Nahrungsmittel wurden zwei Faktoren isoliert, die für eine gesunde (Faktor 2) und phytoöstrogenreiche (Faktor 6) Ernährung stehen (Tabelle 7.3 im Anhang). Die Verteilung der Faktorwerte beider Variablen war bei Fällen und Kontrollen sehr ähnlich (Tabelle 7.4 im Anhang).

Nur 918 Frauen (9.1%) gaben an, jemals pflanzliche Präparate genommen zu haben (Tabelle 4.1), von 13 Studienteilnehmerinnen ist der Einnahmestatus unbekannt. Differenziert nach dem Einnahmestatus pflanzlicher Präparate zeigten sich einige Besonderheiten von Anwenderinnen im Vergleich zu Nicht-Anwenderinnen. Anwenderinnen pflanzlicher Präparate waren jünger, hatten seltener ein unbekanntes Menopausenalter, häufiger eine gutartige Brusterkrankung, häufiger höhere beruflichen Stellungen und häufiger einen niedrigeren BMI. Außerdem gaben sie häufiger einen geringeren Alkoholkonsum an, nahmen in der Vergangenheit häufiger als zurzeit Hormone ein und trieben häufiger Sport. Nutzerinnen pflanzlicher Präparate erreichten häufiger zwei oder drei der Nährstoff-Richtwerte und sie nahmen durchschnittlich täglich mehr Lignin und Tee und weniger Kaffee zu sich als Nicht-Anwenderinnen, während die Gesamtkalorienmenge und der Verzehr von Soja, Obst und Gemüse in etwa gleich waren. Die Unterschiede zwischen Anwenderinnen und Nicht-Anwenderinnen pflanzlicher Präparate betrafen Fälle und Kontrollen gleichermaßen.

Tabelle 4.1: Charakteristika der Studienpopulation (inasive Fälle, Ca in situ und Kontrollen)*

	Pflanzliche Präparate											
	Nie (9190)				Jemals (n=918, 9,1%)				Total (10108)			
	Kontrollen		Fälle		Kontrollen		Fälle		Kontrollen		Fälle	
	N	%	N	%	N	%	N	%	N	%	N	%
N	5977	(100)	3213	(100)	669	(100)	249	(100)	6646	(100)	3462	(100)
Zentrum												
Hamburg	3274	(54.8)	1762	(54.8)	370	(55.3)	141	(56.6)	3644	(54.8)	1903	(55.0)
Rhein-Neckar-Karlsruhe	2703	(45.2)	1451	(45.2)	299	(44.7)	108	(43.4)	3002	(45.2)	1559	(45.0)
Geburtsjahr												
≤1934	1093	(18.3)	600	(18.7)	56	(8.4)	14	(5.6)	1149	(17.3)	614	(17.7)
1935 - 1939	1873	(31.3)	1017	(31.7)	155	(23.2)	46	(18.5)	2028	(30.5)	1063	(30.7)
1940 - 1944	1768	(29.6)	953	(29.7)	220	(32.9)	80	(32.1)	1988	(29.9)	1033	(29.8)
1945 - 1949	988	(16.5)	515	(16.0)	174	(26.0)	81	(32.5)	1162	(17.5)	596	(17.2)
≥1950	255	(4.3)	128	(4.0)	64	(9.6)	28	(11.2)	319	(4.8)	156	(4.5)
Menopausenalter (Jahre)												
<47	916	(15.3)	395	(12.3)	90	(13.5)	25	(10.0)	1006	(15.1)	420	(12.1)
47 - 51	1720	(28.8)	881	(27.4)	238	(35.6)	95	(38.2)	1958	(29.5)	976	(28.2)
52 - 55	882	(14.8)	520	(16.2)	135	(20.2)	47	(18.9)	1017	(15.3)	567	(16.4)
≥56	239	(4.0)	131	(4.1)	21	(3.1)	4	(1.6)	260	(3.9)	135	(3.9)
Unbekannt	2220	(37.1)	1286	(40.0)	185	(27.7)	78	(31.3)	2405	(36.2)	1364	(39.4)
Alter bei Menarche (Jahre)												
<12	485	(8.1)	254	(7.9)	54	(8.1)	29	(11.6)	539	(8.1)	283	(8.2)
12 – 14	3744	(62.6)	2078	(64.7)	448	(67.0)	158	(63.5)	4192	(63.1)	2236	(64.6)
≥15	1732	(29.0)	876	(27.3)	166	(24.8)	62	(24.9)	1898	(28.6)	938	(27.1)
Unbekannt	16	(0.3)	5	(0.2)	1	(0.1)	0		17	(0.3)	5	(0.1)
Parität ‡												
0 Nulliparae	916	(15.3)	562	(17.5)	126	(18.8)	46	(18.5)	1042	(15.7)	608	(17.6)
1	1507	(25.2)	921	(28.7)	175	(26.2)	70	(28.1)	1682	(25.3)	991	(28.6)
2	2305	(38.6)	1171	(36.4)	246	(36.8)	101	(40.6)	2551	(38.4)	1272	(36.7)
≥3	1249	(20.9)	559	(17.4)	122	(18.2)	32	(12.9)	1371	(20.6)	591	(17.1)
Jemals gestillt												
Ja	4001	(66.9)	2018	(62.8)	430	(64.3)	155	(62.2)	4431	(66.7)	2173	(62.8)
Familiärer Brustkrebs§												
Ja	698	(11.7)	565	(17.6)	76	(11.4)	46	(18.5)	774	(11.6)	611	(17.6)
Unbekannt	353	(5.9)	188	(5.9)	37	(5.5)	7	(2.8)	390	(5.9)	195	(5.6)
Jemals gutartige Brusterkrankung ‖												
Ja	1978	(33.1)	1328	(41.3)	276	(41.3)	116	(46.6)	2254	(33.9)	1444	(41.7)
Unbekannt	21	(0.4)	8	(0.2)	1	(0.1)	0		22	(0.3)	8	(0.2)
Anzahl der Mammographien												
0	668	(11.2)	372	(11.6)	67	(10.0)	17	(6.8)	735	(11.1)	389	(11.2)
1 - 4	2616	(43.8)	1056	(32.9)	297	(44.4)	91	(36.5)	2913	(43.8)	1147	(33.1)
5 - 9	1413	(23.6)	815	(25.4)	159	(23.8)	60	(24.1)	1572	(23.7)	875	(25.3)
≥10	1228	(20.5)	937	(29.2)	140	(20.9)	81	(32.5)	1368	(20.6)	1018	(29.4)
Unbekannt	52	(0.9)	33	(1.0)	6	(0.9)	0		58	(0.9)	33	(1.0)
Berufliche Stellung												
Arbeiterinnen	736	(12.3)	428	(13.3)	59	(8.8)	20	(8.0)	795	(12.0)	448	(12.9)
Einfache Angestellte	1485	(24.8)	763	(23.7)	143	(21.4)	52	(20.9)	1628	(24.5)	815	(23.5)
Mittlere Angestellte	2334	(39.0)	1237	(38.5)	281	(42.0)	104	(41.8)	2615	(39.3)	1341	(38.7)
Höhere Angestellte	1152	(19.3)	635	(19.8)	156	(23.3)	63	(25.3)	1308	(19.7)	698	(20.2)
Führungsposition	244	(4.1)	134	(4.2)	29	(4.3)	10	(4.0)	273	(4.1)	144	(4.2)
Unbekannt	26	(0.4)	16	(0.5)	1	(0.1)	0		27	(0.4)	16	(0.5)

Fortsetzung Tabelle 4.1

	Pflanzliche Präparate									
	Nie (9190)				Jemals (n=918, 9,1%)				Total (10108)	
	Kontrollen		Fälle		Kontrollen		Fälle		Kontrollen		Fälle	
	N	%	N	%	N	%	N	%	N	%	N	%
BMI (25-50 Jahre) [kg/m²]												
≤22.4	2605	(43.6)	1326	(43.7)	332	(49.6)	103	(46.0)	2937	(44.2)	1429	(43.9)
22.5-24.9	1868	(31.3)	977	(32.2)	202	(30.2)	78	(34.8)	2070	(31.1)	1055	(32.4)
25-29.9	1250	(20.9)	627	(20.7)	113	(16.9)	34	(15.2)	1363	(20.5)	661	(20.3)
≥30	248	(4.1)	103	(3.4)	22	(3.3)	9	(4.0)	270	(4.1)	112	(3.4)
	6	(0.1)	0		0		0		6	(0.1)	0	
Alkoholkonsum												
Abstinent	868	(14.5)	451	(14.9)	87	(13.0)	22	(9.8)	955	(14.4)	473	(14.5)
Wenig (<19 g/d)	4343	(72.7)	2181	(71.9)	495	(74.0)	173	(77.2)	4838	(72.8)	2354	(72.3)
Viel (19+ g/d)	753	(12.6)	395	(13.0)	87	(13.0)	29	(12.9)	840	(12.6)	424	(13.0)
	13	(0.2)	6	(0.2)	0		0		13	(0.2)	6	(0.2)
Rauchstatus												
Nie geraucht	3152	(52.7)	1657	(54.6)	350	(52.3)	109	(48.7)	3502	(52.7)	1766	(54.2)
Exraucherin	1705	(28.5)	801	(26.4)	202	(30.2)	68	(30.4)	1907	(28.7)	869	(26.7)
Raucherin	1118	(18.7)	575	(19.0)	117	(17.5)	47	(21.0)	1235	(18.6)	622	(19.1)
	2	(0.0)	0		0		0		2	(0.0)	0	
Hormontherapie												
Nie	2396	(40.1)	1014	(31.6)	287	(42.9)	91	(36.5)	2683	(40.4)	1105	(31.9)
Früher	1442	(24.1)	632	(19.7)	261	(39.0)	81	(32.5)	1703	(25.6)	713	(20.6)
Aktuell	2082	(34.8)	1540	(47.9)	120	(17.9)	77	(30.9)	2202	(33.1)	1617	(46.7)
Unbekannt	57	(1.0)	27	(0.8)	1	(0.1)	0		58	(0.9)	27	(0.8)
Sport (MET*h/Wo)												
Mittelwerte (SD)	7.2	(12.0)	7.1	(13.8)	8.1	(12.5)	7.8	(14.4)	7.3	(12.0)	7.1	(13.8)
Unbekannt	20	(0.3)	11	(0.3)	3	(0.4)	0		23	(0.3)	11	(0.3)
Ernährung												
Subgruppe	5042	(100)	2720	(100)	574	(100)	222	(100)	5616	(100)	2942	(100)
Nährstoff-Index												
0	400	(7.9)	194	(7.1)	31	(5.4)	14	(6.3)	431	(7.7)	208	(7.1)
1	2425	(48.1)	1207	(44.4)	258	(44.9)	99	(44.6)	2683	(47.8)	1306	(44.4)
2	1766	(35.0)	1034	(38.0)	218	(38.0)	78	(35.1)	1984	(35.3)	1112	(37.8)
3	355	(7.0)	227	(8.3)	58	(10.1)	28	(12.6)	413	(7.4)	255	(8.7)
4/5	96	(1.9)	58	(2.1)	9	(1.6)	3	(1.4)	105	(1.9)	61	(2.1)
Nahrungsmittel (g/T) Mw (SD)												
Ges.-Kalorien [cal/d]	1721	(578)	1767	(645)	1700	(516)	1726	(529)	1719	(572)	1764	(637)
Lignin	1.1	(0.7)	1.2	(0.8)	1.2	(0.8)	1.2	(0.8)	1.1	(0.7)	1.2	(0.8)
Ballaststoffe	20.5	(7.2)	21.0	(8.1)	21.2	(6.9)	20.6	(5.9)	20.6	(7.2)	21.0	(8.0)
Sojaprodukte	0.2	(0.5)	0.2	(0.5)	0.3	(0.7)	0.4	(0.9)	0.2	(0.5)	0.2	(0.5)
Obst	158.4	(113.0)	168.4	(138.7)	163.0	(114.0)	157.7	(86.3)	158.8	(113.1)	167.6	(135.5)
Gemüse	133.6	(77.2)	135.7	(84.4)	137.6	(76.1)	137.1	(69.5)	134.0	(77.0)	135.8	(83.3)
Kaffee	345.2	(312.5)	333.6	(283.4)	312.7	(256.5)	354.5	(337.3)	341.9	(307.4)	335.2	(287.8)
Schwarz-/Grüntee	151.8	(276.5)	161.6	(280.3)	205.4	(325.9)	214.1	(335.8)	157.3	(282.4)	165.5	(285.1)
Kräutertee	0.2	(0.5)	0.2	(0.5)	0.3	(0.7)	0.4	(0.9)	0.2	(0.5)	0.2	(0.5)

*Gesamte Studienpopulation 10121: n = 13 fehlende Werte für „pflanzliche Präparate",einschließlich Ca in situ n = 205
‡ Parität schließt alle Schwangerschaften ≥ 28 Wochen ein (Lebend-, Fehl- und Totgeburten)
§ Brustkrebs in der Familie 1. Grades (Mutter, Tochter, Schwester),
|| Gutartige Brusterkrankung in der Vorgeschichte mit oder ohne Biopsie'

Die Mehrheit der Anwenderinnen nahm *früher* pflanzliche Präparate ein und die Anwendungsdauer betrug überwiegend 1 - 5 Jahre (Tabelle 7.5 im Anhang). Begonnen wurde mit der Einnahme pflanzlicher Präparate durchschnittlich 2 Jahre später als mit einer HT, zugleich setzten Frauen pflanzliche Präparate durchschnittlich 5 Jahre früher ab als die HT, beides unabhängig vom Fall-Kontroll-Status (Tabelle 7.6 im Anhang). Über die Erhebungsjahre hinweg stieg die Prävalenz der Einnahme pflanzlicher Präparate sowohl bei Fällen als auch bei Kontrollen minimal von 8.6% auf 10.6% an (Tabelle 7.7 im Anhang).

Die von 893 Frauen verwendeten pflanzlichen Präparate wurden acht Gruppen zugeordnet: Remifemin (Cimicifuga), Remifemin plus (Cimicifuga und Johanniskraut), andere Cimicifuga-haltige, Vitex Agnus Castus, Johanniskraut, Phytoöstrogene (Soja und Rotkleepräparate), sonstige Wirkstoffe (z.B. Pulsatilla, Nachtkerze, Rhaponticin, Salbei) sowie unbekannte pflanzliche Präparate. Am häufigsten wurde Remifemin benutzt, gefolgt von unbekannten und anderen Cimicifuga-haltigen Präparaten (Tabelle 4.2). Phytoöstrogene, Agnus Castus und Johanniskraut wurden in absteigender Reihenfolge von relativ wenigen Frauen genommen. Ein kombiniertes Präparat bzw. verschiedene Substanzen gaben 75 Frauen an (8.4%). Häufiger kombiniert wurden Vitex agnus castus mit Cimicifuga (nicht Remifemin, n = 10, Remifemin n = 7) und Phytoöstrogene mit Remifemin/Remifeminplus (n = 30).

Tabelle 4.2: Häufigkeiten der Wirkstoffklassen nach Fall-Kontrollstatus

	Kontrollen		Invasive Fälle		Gesamt	
Mehrfachnennungen (89/982, 9.1%)	n	%	n	%	n	%
	6646	(100)	3257	(100)	9203	(100)
Remifemin (Cimicifuga)	258	(3.9)	108	(3.3)	366	(3.7)
Remifeminplus (Cimicifuga und Johanniskraut)	62	(0.9)	4	(0.1)	66	(0.7)
Cimicifuga ohne Remifemin	89	(1.3)	34	(1.0)	123	(1.2)
Johanniskraut ohne Cimicifuga	20	(0.3)	10	(0.3)	30	(0.3)
Phytoöstrogene (Soja- und Rotkleepräparate)	86	(1.3)	20	(0.6)	106	(1.1)
Vitex Agnus Castus	36	(0.5)	6	(0.2)	42	(0.4)
Sonstige pflanzliche Wirkstoffe	56	(0.8)	11	(0.3)	67	(0.7)
Unbekannte pflanzliche Präparate	135	(2.0)	47	(1.4)	182	(1.8)

Knapp zweidrittel der Fälle hatten ein invasiv duktales Karzinom (64%), 19% ein invasiv lobuläres, 4% eine Mischform mit invasiv duktalen und lobulären Anteilen und 2.8% ein tubuläres Karzinom (Tabelle 7.8 im Anhang). Die übrigen Formen invasiver Karzinome wurden zusammengefasst (3.1%). In 5.9% der Fälle wurde ein nicht invasives Karzinoma in situ diagnostiziert (davon 174 duktale Ca in situ, 20 lobuläre Ca in situ und 11 andere Ca in situ). Die Mehrheit der invasiven Tumore war rezeptorpositiv (ER+ 80%, PR+ 67%, ER oder PR + 83%) und Her2neu negativ (80%, Tabelle 7.8 im Anhang). Bei 329 Fällen fehlte die Bestimmung von Her2neu.

Fälle mit invasiv duktalen und invasiv lobulären Karzinomen sowie Fälle mit positiven und negativen Rezeptorstatus nahmen prozentual jeweils früher doppelt so häufig wie aktuell pflanzliche Präparate ein (Tabelle 4.3). Unter den Fällen mit tubulären, gemischten und sonstigen invasiven Tumoren gab es nur vereinzelt aktuelle Nutzerinnen pflanzlicher Präparate. Frauen mit in situ Karzinomen nahmen früher und aktuell am häufigsten pflanzliche Präparate ein (Tabelle 4.3).

Tabelle 4.3: Histologischer Tumortyp und Rezeptorstatus (ER, PR, ERPR, Her2neu) nach aktueller und früherer Einnahme pflanzlicher Präparate

	Nie		Pflanzliche Präparate** Früher		Aktuell		Gesamt	
	n	%	n	%	n	%	n	%
Histologischer Typ								
Duktal*	2071	(93.1)	96	(4.3)	57	(2.6)	2224	(100)
Lobular	628	(93.7)	28	(4.2)	14	(2.1)	670	(100)
Tubular	88	(89.8)	9	(9.2)	1	(1.0)	98	(100)
Duct/lob mixed	143	(93.5)	9	(5.9)	1	(0.7)	153	(100)
Summe Lobular, duct/lob mixed, tubular	859	(93.3)	46	(5.0)	16	(1.7)	921	(100)
Sonstige invasive	103	(94.5)	5	(4.6)	1	(0.9)	109	(100)
In situ	180	(88.2)	15	(7.4)	9	(4.4)	204	(100)
Rezeptorstatus								
ER negativ	612	(92.6)	32	(4.8)	17	(2.6)	661	(100)
ER positiv	2370	(93.4)	111	(4.4)	57	(2.2)	2538	(100)
PR negativ	985	(93.2)	45	(4.3)	27	(2.6)	1057	(100)
PR positiv	1996	(93.2)	98	(4.6)	47	(2.2)	2141	(100)
ERPR negativ	2472	(93.4)	116	(4.4)	60	(2.3)	2648	(100)
ERPR positiv	514	(92.6)	27	(4.9)	14	(2.5)	555	(100)
Her2neu negativ	2171	(93.1)	107	(4.6)	54	(2.3)	2332	(100)
Her2neu positiv	550	(92.7)	29	(4.9)	14	(2.4)	593	(100)

*Fehlende Angaben für den Einnahmestatus von pflanzlichen Präparaten früher oder aktuell n = 4
**Zeilenprozente

4.2 Analysen für Fälle mit invasiven Tumoren und Kontrollen

4.2.1 Pflanzliche Präparate (Einnahmestatus und Dauer)

Die Gruppe der Fälle mit einem invasiven Tumor und Kontrollen umfasste 9916 Frauen. Im adjustierten Modell betrug das Odds-Ratio für „jemals pflanzliches Präparat genommen" 0.74 (95%-KI 0.63-0.87, Tabelle 4.4), das bedeutet ein um 26% vermindertes Brustkrebsrisiko gegenüber Nicht-Anwenderinnen pflanzlicher Präparate. Gleichzeitig hatten sportlich aktive Frauen im Vergleich zur Gruppe, die keinen Sport betrieb (1. Quintil) geringere Risiken, und Frauen mit einer aktuellen Hormontherapie ein deutlich erhöhtes Brustkrebsrisiko (Tabelle 4.4).

Sowohl die aktuelle als auch die frühere Einnahme pflanzlicher Präparate waren mit einem reduzierten Risiko assoziiert (pflanzliche Präparate: früher OR 0.75, 95%KI 0.62-0.92; aktuell OR 0.70, 95%KI 0.53-0.92, Tabelle 4.5), die Punktschätzer unterschieden sich nicht signifikant (Heterogenitätstest p = 0.66). Die Dauer der Einnahme von pflanzlichen Präparaten ergab für alle Kategorien im Vergleich zu Nie-Anwenderinnen verminderte Risiken; statistisch signifikant war das Odds-Ratio für die mittlere Dauer von 1-5 Jahren (< 1 Jahr: OR 0.80, 95%KI 0.57-1.10; 1-5 Jahre: OR 0.70, 95%KI 0.57-0.87; > 5 Jahre: OR 0.73, 95%KI 0.51-1.04). Der Trendtest zeigte eine 4%ige Risikoabnahme pro Jahr der Einnahme pflanzlicher Präparate (OR 0.96, 95%KI 0.93-0.996, p = 0.03).

Tabelle 4.4 Modell für für invasiven Brustkrebs mit ‚jemals pflanzliches Präparat' (Invasive Tumore/Kontrollen, Odds-Ratios, 95%KI)

	df	p	OR	95% KI
Jemals pflanzliches Präparat (Referenz: nein)	1	0.00	0.74	(0.63-0.87)
Hormontherapie (Referenz: nie)	2	0.00		
Früher	1	0.67	1.03	(0.91-1.16)
Aktuell	1	0.00	1.76	(1.58-1.96)
Sport (Quintile, MET)	4	0.00		
1. Quintil ~ kein Sport (Referenz)				
2. Quintil	1	0.00	0.76	(0.66-0.88)
3. Quintil	1	0.00	0.83	(0.73-0.94)
4. Quintil	1	0.00	0.76	(0.66-0.86)
5. Quintil	1	0.00	0.72	(0.63-0.82)

Modelle adjustiert für aktuelle und frühere HT, Geburtsjahresklassen, Zentrum, Parität, Menopausenalter, Menarchealter, Stillen, gutartige Brusterkrankung, Anzahl der Mammographien, familiäres Brustkrebsrisiko, berufliche Stellung, Sport.

Tabelle 4.5: Modelle für invasiven Brustkrebs mit früherem/aktuellem Gebrauch pflanzlicher Präparate, HT, Sport und Einnahmedauer (adjustierte Odds-Ratios, 95%-KI)

	df	p	OR	95% KI
Pflanzliches Präparat (Referenz: nie)	2	0.00		
Früher	1	0.01	0.75	(0.62-0.92)
Aktuell	1	0.01	0.70	(0.53-0.92)
Hormontherapie (Referenz: nie)	2	0.00		
Früher	1	0.67	1.03	(0.91-1.16)
Aktuell	1	0.00	1.76	(1.58-1.96)
Sport (MET*h/Wo.)	4	0.00		
1. Quintil ~ kein Sport (Referenz)				
2. Quintil	1	0.00	0.76	(0.66-0.88)
3. Quintil	1	0.00	0.83	(0.73-0.94)
4. Quintil	1	0.00	0.76	(0.66-0.86)
5. Quintil	1	0.00	0.72	(0.63-0.82)
Einnahmedauer pflanzl. Präparate				
(Referenz: nie)	3	0.00		
< 1 Jahr	1	0.17	0.80	(0.57-1.10)
1 – 5 Jahre	1	0.00	0.70	(0.57-0.87)
> 5 Jahre	1	0.08	0.73	(0.51-1.04)
Einnahme pro Jahr OR 0.96, p_{Trend} = 0.03				

Modelle adjustiert wie in Tab. 4.4

Die Überprüfung von multiplikativen Interaktionstermen jeweils zwischen pflanzlichen Präparaten und HT (LR-Test p=0.95, Tabelle 4.6) bzw. sportlicher Aktivität (LR-Test p=0.22, Tabelle 4.7) ergab keine Hinweise auf Effektmodifikationen.

Tabelle 4.6: Interaktionsterm für früheren und aktuellen Gebrauch pflanzlicher Präparate und Hormontherapie (Odds-Ratios, 95%KI)

	df	p	OR	95% KI
Pflanzliches Präparat (Referenz: nie)	2	0.07		
Früher	1	0.06	0.73	(0.53-1.02)
Aktuell	1	0.15	0.74	(0.49-1.12)
Hormontherapie (Referenz: nie)	2	0.00		
Früher	1	0.62	1.03	(0.91-1.18)
Aktuell	1	0.00	1.75	(1.56-1.96)
Interaktionsterm				
Pflanzliche Präparate/Hormontherapie	4	0.95		
(Referenz: nie pflanz. Präp., nie HT)				
Früher pflanz. Präp., früher HT	1	0.82	0.94	(0.57-1.55)
Früher pflanz. Präp., aktuell HT	1	0.57	1.14	(0.72-1.83)
Aktuell pflanz. Präp., früher HT	1	0.76	0.91	(0.52-1.62)
Aktuell pflanz. Präp., aktuell HT	1	0.78	0.88	(0.36-2.18)

Modell adjustiert wie in Tab. 4.4

Tabelle 4.7: Interaktionsterm für früheren und aktuellen Gebrauch pflanzlicher Präparate und sportliche Aktivität (Odds-Ratios, 95%KI)

	df	p	OR	95% KI
Pflanzliches Präparat (Referenz: nie)	2	0.01		
Früher	1	0.02	0.58	(0.37-0.92)
Aktuell	1	0.05	0.54	(0.29-1.00)
Sport (MET*h/Wo.)	4	0.00		
1. Quintil ~ kein Sport (Referenz)				
2. Quintil	1	0.00	0.74	(0.64-0.86)
3. Quintil	1	0.00	0.82	(0.72-0.94)
4. Quintil	1	0.00	0.73	(0.63-0.83)
5. Quintil	1	0.00	0.71	(0.62-0.81)
Interaktionsterm				
Pflanzliche Präparate/Sport	8	0.25		
(Referenz: nie pflanz. Präp., kein Sport 1.Quintil)				
Früher pflanz. Präp. und Sport, 2.Quintil	1	0.26	1.46	(0.75-2.86)
Früher pflanz. Präp. und Sport, 3.Quintil	1	0.83	1.07	(0.57-2.01)
Früher pflanz. Präp. und Sport, 4.Quintil	1	0.16	1.56	(0.84-2.89)
Früher pflanz. Präp. und Sport, 5.Quintil	1	0.20	1.52	(0.80-2.87)
Aktuell pflanz. Präp. und Sport, 2.Quintil	1	0.13	2.01	(0.81-4.98)
Aktuell pflanz. Präp. und Sport, 3.Quintil	1	0.54	1.30	(0.56-3.04)
Aktuell pflanz. Präp. und Sport, 4.Quintil	1	0.12	1.89	(0.85-4.23)
Aktuell pflanz. Präp. und Sport, 5.Quintil	1	0.53	0.75	(0.30-1.86)

Modell adjustiert wie in Tab. 4.4

In einem weiteren Modell wurde der fünfstufige Nährstoffindex als Indikator für eine gesunde Ernährung eingesetzt. Als Referenzgruppe dienten Fälle und Kontrollen, die keine der empfohlenen Tagesdosen erreichten. Der Nährstoffindex war positiv mit dem Brustkrebsrisiko assoziiert (Tabelle 4.8), d. h. Fälle ernährten sich nach den Kriterien des Indexes gesünder als Kontrollen (OR über 5 Stufen: 1.12, p = 0.0001). Der Effekt der Einnahme pflanzlicher Präparate wurde nicht gestört oder modifiziert (LR-Test p = 0.99, Tabelle 4.9).

Tabelle 4.8: Gebrauch pflanzlicher Präparate und Nährstoffindex für ‚gesunde Ernährung' (Odds-Ratios, 95%KI)

	df	OR	95% KI
Pflanzliches Präparat (Referenz: nie)	2		
Früher	1	0.78	(0.63-0.96)
Aktuell	1	0.69	(0.52-0.92)
Nährstoffindex (erreichte Richtwerte)	4		
0, keinen erreicht (Referenz)		1	
1, einen erreicht	1	1.04	(0.87-1.26)
2, zwei erreicht	1	1.22	(1.01-1.48)
3, drei erreicht	1	1.39	(1.09-1.76)
4/5, vier oder fünf erreicht	1	1.28	(0.88-1.86)

Modell adjustiert für aktuelle/frühere HT, Geburtsjahresklassen, Zentrum, Parität, Menopausenalter, Menarchealter, Stillen, gutartige Brusterkrankung, Mammographien, familiäres Brustkrebsrisiko, berufliche Stellung, Sport.

Tabelle 4.9: Interaktionsterm zwischen früherem/aktuellem Gebrauch pflanzlicher Präparate und Nährstoffindex (Odds-Ratios, 95%KI)

	df	p	OR	95% KI
Pflanzliches Präparat (Referenz: nie)	2	0.65		
Früher	1	0.56	0.78	(0.33-1.82)
Aktuell	1	0.49	1.49	(0.49-4.57)
Nährstoffindex (Anzahl erreichter Richtwerte)	4	0.00		
0, keinen (Referenz)				
1, einen	1	0.55	1.06	(0.87-1.29)
2, zwei	1	0.03	1.25	(1.03-1.52)
3, drei	1	0.01	1.39	(1.08-1.79)
4/5, vier und fünf	1	0.14	1.34	(0.91-1.97)
Interaktionsterm				
Pflanzliches Präparat und Nährstoffindex	8	0.64		
Nie pfl. Präp./keinen Richtwert erreicht (Referenz)				
Früher pflanz. Präp. und Index = 1	1	0.95	1.03	(0.42-2.55)
Früher pflanz. Präp. und Index = 2	1	0.89	1.07	(0.43-2.66)
Früher pflanz. Präp. und Index = 3	1	0.72	0.82	(0.27-2.46)
Früher pflanz. Präp. und Index = 4/5	1	0.44	0.40	(0.04-4.19)
Aktuell pflanz. Präp. und Index = 1	1	0.19	0.45	(0.14-1.50)
Aktuell pflanz. Präp. und Index = 2	1	0.09	0.35	(0.10-1.18)
Aktuell pflanz. Präp. und Index = 3	1	0.68	0.76	(0.20-2.89)
Aktuell pflanz. Präp. und Index = 4/5	1	0.54	0.45	(0.03-5.84)

Modell adjustiert wie in Tab. 4.8

Die aus der Hauptkomponentenanalyse extrahierten Variablen der geschätzten Faktorwerte als Indikatoren für Ernährungsmuster (1. Variable: Gemüse, Obst, Ballaststoffe, 2. Variable: Tee, kein Kaffee, Sojaprodukte) hatten keinen Einfluss auf das Brustkrebsrisiko (Tabelle 7.12 im Anhang).

Um zu überprüfen, ob sich mit der Zeit seit letzter Einnahme von pflanzlichen Präparaten das Brustkrebsrisiko verändert, wurden nur die Frauen mit zurückliegender Einnahme betrachtet und die Zeit (Jahre) seit letzter Einnahme pflanzlicher Präparate als stetige Variable in das adjustierte Modell[2] eingesetzt. Mit zunehmender Zeit nach Absetzen der pflanzlichen Präparate stieg das Brustkrebsrisiko wieder an (OR 1.044 pro Jahr, 95%KI 1.00-1.09, p = 0.07).

---

[2] Modell adjustiert für aktuelle und frühere HT, Geburtsjahresklassen, Zentrum, Menopausenalter, Menarchealter, Anzahl der Mammographien, familiäres Brustkrebsrisiko, berufliche Stellung, Sport.

4.2.2 Wirkstoffklassen

Aufgrund der geringen Häufigkeit von Remifeminplus unter den Fällen wurden alle Remifeminpräparate für die Regressionsanalyse zusammengefasst. In dem für sieben Wirkstoffgruppen simultan adjustierten Modell ergaben sich keine statistisch gesicherten Unterschiede zwischen den Schätzern ($p_{Heterogenität}$ = 0.89), wobei einige Odds-Ratios signifikant vermindert waren und andere nicht (Tabelle 4.10). Remifemin/Remifeminplus war schwach negativ mit dem Brustkrebsrisiko assoziiert, für andere Cimicifuga-Präparate und Johanniskraut bestand kein Zusammenhang. Verminderte ORs resultierten für die Einnahme von Phytoöstrogenen (OR 0.64), Vitex Agnus castus (OR 0.40), sonstiger pflanzlicher Präparate (OR 0.48) und unbekannter pflanzlicher Präparate (OR 0.77) (Tabelle 4.10).

Tabelle 4.10: Modell für invasiven Brustkrebs mit sieben Wirkstoffklassen (Odds-Ratios, 95%KI)

Wirkstoffklassen und Präparate	p	OR	95%KI
Referenz: keine pflanzlichen Präparate		1	
Remifemin/Remifemin plus (Cimicifuga mit/ohne Johanniskraut)	0.053	0.80	(0.64-1.003)
Cimicifugapräparate ohne Remifemin	0.86	0.96	(0.64-1.46)
Johanniskraut ohne Cimicifuga	0.67	1.18	(0.54-2.58)
Phytoöstrogene (Soja- und Rotkleepräparate)	0.08	0.64	(0.39-1.05)
Vitex Agnus Castus	0.04	0.40	(0.17-0.97)
Sonstige pflanzliche Wirkstoffe	0.03	0.48	(0.25-0.93)
Unbekannte pflanzliche Präparate	0.13	0.77	(0.55-1.08)

Modell adjustiert für aktuelle und frühere HT (einschließlich unbekannter Gruppe), Geburtsjahresklassen, Untersuchungszentrum, Parität, Menopausenalter, Menarche, Stillen, Gutartige Brusterkrankung, Anzahl der Mammographien, Familiäres Brustkrebsrisiko, berufliche Stellung, Sport (einschließlich unbekannter Gruppe).

4.2.3 Histologischer Typ der Tumoren einschließlich Ca in situ

In den adjustierten polytomen logistischen Regressionsanalysen zeigten sich bei Einnahme pflanzlicher Präparate inverse Assoziationen gleicher Größenordnung zu duktalen und zusammengefassten lobulären, tubulären und gemischten Tumortypen. Für „jemals pflanzliches Präparat genommen" betrugen die ORs für duktale 0.72 (95%KI 0.60-0.87) und für lobuläre, gemischte und tubuläre 0.76 (95%KI 0.58-1.01, Tabelle 4.11). Die Trennung nach aktueller und früherer Einnahme pflanzlicher Präparate führte in keiner der beiden Tumorgruppen zu einer bedeutsamen Differenzierung des Risikos (lobulär/gemischte/tubuläre Tumore: $p_{Heterogenität}$ = 0.25). Die kategoriale Dauer der Einnahme war bei beiden Tumorgruppen jeweils nur in der mittleren Kategorie statistisch signifikant negativ assoziiert (Einnahme 1-5 Jahre: OR_{Duktal} 0.72, 95%KI 0.57-0.92, $OR_{Lobulär/gemischt/tubulär}$ 0.63, 95%KI 0.43-0.93), während sich bei lobulär/gemischten/tubulären Tumoren mit zunehmender Anwendungsdauer pflanzlicher Präparate ein Trend zeigte

(OR pro Jahr der Einnahme 0.92, p = 0.03). Im Wesentlichen gleiche Ergebnisse fanden sich für die lobulären Tumore allein (jemals: $OR_{Lobulär}$ 0.71, 95%KI 0.51-0.99, Einnahmedauer p_{Trend} = 0.05, Tabelle 7.13 im Anhang). Weder die Einnahme pflanzlicher Präparate überhaupt (OR 1.34 95%KI 0.86-2.08, Tabelle 4.11) noch die Dauer der Einnahme (p_{Trend} = 0.90, Tabelle 7.13 im Anhang) waren mit dem Auftreten eines *in situ* Karzinoms assoziiert. Bei separater Betrachtung der tubulären, gemischten und sonstigen Karzinome gab es keine statistisch signifikanten Effekte bei jemaliger Einnahme pflanzlicher Präparate ($OR_{Tubulär}$ 1.23, 95%KI 0.63-2.42, $OR_{Gemischt}$ 0.76, 95%KI 0.39-1.47, $OR_{Sonstige}$ 0.56, 95%KI 0.24-1.30, Tabelle 7.13 im Anhang).

Tabelle 4.11 Einnahme pflanzlicher Präparate (jemals, früher, aktuell) und Einnahmedauer nach histologischen Typen (Odds-Ratios und 95%KI)

	Kontrollen	Fälle	OR	95%KI
Histologischer Typ				
Duktal		2227		
Pflanzliche Präparate (Referenz: nie)	5977	2071		
Jemals	669	156	0.72	(0.60-0.87)
Früher	410	96	0.71	(0.56-0.89)
Aktuell	250	57	0.74	(0.55-1.00)
Einnahmedauer				
<1 Jahr	140	31	0.66	(0.45-0.99)
1-5 Jahre	392	92	0.72	(0.57-0.92)
> 5 Jahre	136	32	0.77	(0.52-1.14)
Einnahme pro Jahr OR 0.97, p_{Trend} = 0.11				
Lobulär/gemischt/tubulär				
Jemals	669	62	0.76	(0.58-1.01)
Früher	410	46	0.83	(0.61-1.15)
Aktuell	250	16	0.59	(0.35-0.99)
Einnahmedauer				
<1 Jahr	140	22	1.14	(0.72-1.82)
1-5 Jahre	392	31	0.63	(0.43-0.93)
> 5 Jahre	136	9	0.59	(0.30-1.18)
Einnahme pro Jahr OR 0.92, p_{Trend} = 0.03				
In situ Karzinom		205		
Jemals	669	25	1.34	(0.86-2.08)
Einnahme pro Jahr: OR 1.01, p_{Trend} = 0.90				

Modelle adjustiert für aktuelle und frühere HT, Geburtsjahresklassen, Zentrum, Parität, Menopausenalter, Menarche, Stillen, gutartige Brusterkrankung, Anzahl der Mammographien, familiäres Brustkrebsrisiko, berufliche Stellung, Sport

4.2.4 Östrogenrezeptor-, Progesteronrezeptor- und Her2neu-Status

In allen Rezeptorsubgruppen war die Einnahme pflanzlicher Präparate (jemals vs. nie) statistisch signifikant mit einem verringerten Brustkrebsrisiko assoziiert (Tabelle 4.12). Verglichen mit den rezeptorpositiven Tumoren (ER, PR, ERPR) waren die ORs für die jemalige Einnahme von pflanzlichen Präparaten in den Gruppen mit rezeptornegativen Tumoren niedriger, jedoch statistisch nicht heterogen (ER+/ER- $p_{Heterogenität}$ = 0.64, PR+/PR- $p_{Heterogenität}$ = 0.29). Gleiches traf für die aktuelle Einnahme pflanzlicher Präparate innerhalb der ER positiven und negativen (ER+/ER- $p_{Heterogenität}$ = 0.50) bzw. PR positiven und negativen Tumore (PR+/PR- $p_{Heterogenität}$ = 0.66) zu. In den Gruppen mit negativem

Progesteronrezeptorstatus nahm das Tumorrisiko mit zunehmender Einnahmedauer ab (PR- p_{Trend} = 0.01, ER-PR- p_{Trend} = 0.04, Tabelle 4.12). Die Schätzer für die aktuelle und frühere Einnahme pflanzlicher Präparate (Tabelle 7.14 im Anhang) unterschieden sich statistisch nicht (aktuell vs. früher: ER- $p_{Heterogenität}$ = 0.50, ER+ $p_{Heterogenität}$ = 0.97; PR- $p_{Heterogenität}$ = 0.93, PR+ $p_{Heterogenität}$ = 0.73).

Hinsichtlich des Her2neu-Status zeigten sich verminderte Tumorrisiken mit dem jemaligen Gebrauch pflanzlicher Präparate in beiden Gruppen ($OR_{negativ}$ 0.75, 95%KI 0.62-0.90, $OR_{positiv}$ 0.73, 95%KI 0.53-1.02, Tabelle 4.12). Wiederum waren Unterschiede in den Schätzern für die aktuelle und frühere Einnahme statistisch nicht signifikant (Her2/neu negativ $p_{Heterogenität}$ = 0.67, Her2neu positiv $p_{Heterogenität}$ = 0.66, Tabelle 7.14 im Anhang). Zwischen der Einnahmedauer pflanzlicher Präparate und dem Her2neu Status bestand kein monotoner Zusammenhang (Tabelle 7.14 im Anhang), nur für Her2neu-negative Tumore war das Brustkrebsrisiko bei einer mittleren Einnahmedauer von 1-5 Jahren vermindert (OR 0.72, 95%KI 0.57-0.91).

Tabelle 4.12: Einnahme pflanzlicher Präparate (jemals und Dauer in Jahren) nach Rezeptorstatus (Odds-Ratios, 95%KI)**

Rezeptorstatus	Fälle Gesamt	Jemals pflanzliche Präparate (Referenz: nie)			OR pro Jahr der Einnahme
		Fälle	OR	95%KI	OR, p_{Trend}
ER +	2541	171	0.74	(0.62-0.89)	0.97, p = 0.07
ER –	661	49	0.68	(0.50-0.93)	0.94, p = 0.11
PR +	2141	148	0.77	(0.64-0.93)	0.98, p = 0.30
PR –	1057	72	0.66	(0.51-0.85)	0.91, p = 0.01
ER+ und/oder PR +	2651	179	0.74	(0.62-0.89)	0.97, p = 0.11
ER- PR –	555	41	0.66	(0.47-0.93)	0.90, p = 0.04
HER2neu -	2335	164	0.75	(0.62-0.90)	0.97, p = 0.09
HER2neu +	593	43	0.73	(0.53-1.02)	0.98, p = 0.48

Modelle adjustiert für aktuelle und frühere HT, Geburtsjahresklassen, Zentrum, Parität, Menopausenalter, Menarche, Stillen, Gutartige Brusterkrankung, Anzahl der Mammographien, Familiäres Brustkrebsrisiko, berufliche Stellung, Sport.
**N = 669 Kontrollen mit und n = 5977 Kontrollen ohne Gebrauch pflanzlicher Präparate.

Um unsere Daten mit denen von Rebbeck et al. publizierten vergleichen zu können, wurde der Einfluss von Cimicifuga-Präparaten auf die Differenzierung des ER, PR und kombinierten Rezeptorstatus in gesonderten Modellen überprüft. Dazu wurden die Anwenderinnen von Remifemin/Remifeminplus und anderen Cimicifuga-haltigen Produkten den Nicht-Anwenderinnen gegenübergestellt. Für ER positive, PR negative und die gemeinsame Gruppe der ERPR positiven Tumore war der Gebrauch von Remifemin/Remifemiplus mit jeweils signifikant niedrigeren Risiken verknüpft (ERPR+: OR 0.74, 95%-KI 0.57- 0.95, Tabelle 4.13). Dagegen zeigte sich kein Zusammenhang zwischen anderen Cimicifuga-haltigen Präparaten und dem Rezeptorstatus, wenngleich die Odds-Ratios alle kleiner 1 waren (Tabelle 4.13).

Tabelle 4.13: Jemals Einnahme von Cimicifuga-Präparaten nach ER und PR Status (Odds-Ratios, 95%KI)**

	Fälle	Jemals bestimmtes Präparat (Referenz: nie pflanzliche Präparate)	
		OR	95%KI
ER +			
Remifemin/Remifeminplus	82	0.73	(0.56-0.94)
Andere Cimicifuga-haltige	26	0.87	(0.55-1.36)
ER –			
Remifemin/Remifeminplus	28	0.80	(0.54-1.20)
Andere Cimicifuga-haltige	8	0.81	(0.39-1.68)
PR +			
Remifemin/Remifeminplus	74	0.81	(0.62-1.05)
Andere Cimicifuga-haltige	23	0.94	(0.59-1.51)
PR –			
Remifemin/Remifeminplus	36	0.69	(0.48-0.98)
Andere Cimicifuga-haltige	11	0.76	(0.40-1.43)
ER+ / PR +			
Remifemin/Remifeminplus	87	0.74	(0.57-0.95)
Andere Cimicifuga-haltige	27	0.86	(0.55-1.34)
ER- PR –			
Remifemin/Remifeminplus	23	0.77	(0.49-1.19)
Andere Cimicifuga-haltige	7	0.81	(0.37-1.78)

Modelle adjustiert für aktuelle und frühere HT, Geburtsjahresklassen, Zentrum, Parität, Menopausenalter, Menarche, Stillen, Gutartige Brusterkrankung, Anzahl der Mammographien, Familiäres Brustkrebsrisiko, berufliche Stellung, Sport.
**N = 669 Kontrollen mit und n = 5977 Kontrollen ohne Gebrauch pflanzlicher Präparate.

4.3 Gruppe ohne Hormontherapie (Sensitivitätsanalyse)

4.3.1 Charakteristika der Frauen, die keine HT durchführten

Die Gruppe der Frauen ohne eine HT umfasst 3742 (1059 Fälle und 2683 Kontrollen). Da Frauen in der RNK-Region seltener eine HT durchgführten als in Hamburg, ist der Anteil der Frauen aus der RNK-Region in dieser Subgruppe höher als in der Gesamtgruppe (50.9% vs. 45.1%, Tabelle 7.15 im Anhang).

In den meisten anderen Risikofaktoren unterschieden sich Frauen ohne eine HT nicht wesentlich von der gesamten Studienpopulation. Die Prävalenz der Einnahme pflanzlicher Präparate betrug 10.7% unter den Kontrollen und 7.7% unter den Fällen.

4.3.2 Sensitivitätsanalyse

In der Subgruppe ohne HT hatten Frauen, die jemals ein pflanzliches Präparat einnahmen, gegenüber Frauen, die keine pflanzlichen Präparate nahmen, ein verringertes Risiko für invasiven Brustkrebs (OR 0.72, 95%-KI 0.56-0.95, Tabelle 4.14). Darüber hinaus bestand kein Unterschied zwischen der aktuellen und früheren Einnahme pflanzlicher Präparate, beide Odds-Ratios waren statistisch nicht signifikant (frühere Einnahme OR 0.73, 95%-KI 0.52-1.01; aktuelle Einnahme OR 0.75, 95%-KI 0.50-1.14, Tabelle 4.14). Auch zeigte sich kein abnehmender Trend im Brustkrebsrisiko mit zunehmender Einnahmedauer pflanzlicher Präparate (<1 Jahr: OR 0.75, 95%-KI 0.41-1.38; 1-5 Jahre: OR 0.71, 95%-KI 0.50-1.01, > 5 Jahre: OR 0.77, 95%-KI 0.49-1.22, Trendtest p = 0.19, Tabelle 4.14). In den genannten Modellen wurde für das Alter bei Menopause, Alter bei Menarche, jemals ein Kind gestillt, jemals gutartige Brusterkrankung, Anzahl der Mammographien, familiärer Brustkrebs, berufliche Stellung und sportliche Aktivität adjustiert. Das rohe Odds-Ratio der Einnahme pflanzlicher Präparate betrug 0.70 (95%KI 0.54-0.91). Die sportliche Aktivität war mit einem geringeren Brustkrebsrisiko assoziiert (Tabelle 4.14, p_{Trend} = 0.01). Mögliche Interaktionseffekte zwischen der Ausübung von Sport und der Einnahme von pflanzlichen Präparaten waren statistisch nicht signifikant (LR-Test: jemals pflanzliche Präparate und Sport p = 0.36, Tabelle 4.15, früher/aktuell pflanzliche Präparate und Sport p = 0.17, Tabelle 7.17 im Anhang).

Tabelle 4.14: Modelle für invasive Fälle und Kontrollen ohne HT mit Gebrauch pflanzlicher Präparate (jemals, früher, aktuell) und Einnahmedauer (Odds-Ratios, 95%KI)

	n	df	p	OR	95%KI
Jemals pflanzliches Präparat (Referenz: nie)	365	1	0.02	0.72	(0.56-0.95)
Sport (Quintile, MET*h/Wk)		4	0.00		
1. Quintil ~ kein Sport (Referenz)	1246			1	
2. Quintil	530	1	0.02	0.76	(0.60-0.96)
3. Quintil	683	1	0.16	0.86	(0.70-1.06)
4. Quintil	643	1	0.00	0.66	(0.52-0.82)
5. Quintil	600	1	0.01	0.75	(0.60-0.94)
Einnahme pflanzlicher Präparate		2	0.07		
Referenz: nie	3345			1	-
Früher	222	1	0.05	0.72	(0.52-1.01)
Aktuell	138	1	0.16	0.74	(0.49-1.13)
Dauer der Einnahme (Referenz: nie)	3345	3	0.14		
< 1 Jahr	60	1	0.32	0.73	(0.40-1.36)
1 – 5 Jahre	195	1	0.05	0.70	(0.49-1.01)
> 5 Jahre	109	1	0.26	0.77	(0.48-1.22)
p_{Trend} = 0.19					

Modelle adjustiert für Geburtsjahresklassen, Zentrum, Menopausenalter, Menarchealter, Stillen, gutartige Brusterkrankung, Anzahl der Mammographien, familiäres Brustkrebsrisiko, berufliche Stellung, Sport.

Tabelle 4.15: Modell mit Interaktionsterm für ‚jemals pflanzliches Präparat und Sport' in der Gruppe ohne HT

	df	p	OR	95% KI
Jemals pflanzliches Präparat (Referenz: nie)	1	0.02	0.51	(0.28-0.91)
Sport (Quintile, MET)	4	0.00	-	
1. Quintil ~ kein Sport (Referenz)				
2. Quintil	1	0.02	0.75	(0.59-0.95)
3. Quintil	1	0.11	0.84	(0.67-1.04)
4. Quintil	1	0.00	0.61	(0.48-0.77)
5. Quintil	1	0.02	0.75	(0.59-0.96)
Interaktionsterm Sport und pfl. Präparate	4	0.32		
Kein pflanzl. Präparat und kein Sport (Referenz)				
Jemals pflanzl. Präparat und Sport (2. Quintil)	1	0.45	1.42	(0.58-3.49)
Jemals pflanzl. Präparat und Sport (3. Quintil)	1	0.27	1.57	(0.71-3.51)
Jemals pflanzl. Präparat und Sport (4. Quintil)	1	0.05	2.27	(1.02-5.08)
Jemals pflanzl. Präparat und Sport (5. Quintil)	1	0.71	1.17	(0.51-2.72)

Modell adjustiert wie in Tab. 4.3.1

4.4 Non-Responder-Analyse

In den Kurzfragebögen für die Nicht-Teilnehmerinnen wurden demographische Merkmale und Fragen zur Nutzung von Medikamenten gegen Wechseljahresbeschwerden erhoben. Verglichen mit den Marie-Kontrollen, unterschieden sich Kurzfragebogen-Kontrollen in wesentlichen Faktoren: sie waren älter, hatten häufiger niedrigere Schulabschlüsse, nahmen seltener jemals orale Kontrazeptiva und Hormone ein, und 4.6% gaben an, jemals pflanzliche Präparate benutzt zu haben (Hamburg 5.3%, RNK-Region 3.6%). Nur drei befragte Fälle (2.1%) nahmen jemals pflanzliche Präparate (Tabelle 7.18 im Anhang). Die einzige Frage zur Ernährung aus dem Kurzfragebogen („Wie oft essen Sie Salat und Gemüse?") ist mit dem umfangreichen Marie-Ernährungsbogen nicht kompatibel, so dass ein Vergleich von Hauptstudie und Kurzfragebogen nicht sinnvoll ist. Im Kurzfragebogen gaben Fälle im Vergleich zu Kontrollen aus Hamburg etwas häufiger an „täglich" und „mehrmals täglich" Salat und Gemüse verzehrt zu haben (Tabelle 7.18 im Anhang).

In einem gemeinsamen adjustierten Modell von Marie- und Kurzfragebogen-Daten zeigte sich für die Einnahme pflanzlicher Präparate ein etwas schwächerer schützender Effekt (OR 0.78, 95%KI 0.68-0.90) als für die Marie-Daten allein (Tabelle 7.19 im Anhang).

5 Diskussion

In der vorliegenden Arbeit wurden Daten einer großen deutschen Fall-Kontroll-Studie von 10121 postmenopausalen Frauen ausgewertet, die zeigen, dass die Einnahme pflanzlicher Präparate zur Behandlung von Wechseljahresbeschwerden das Risiko für invasiven Brustkrebs unabhängig von anderen Lebensstilfaktoren, wie einer Hormontherapie, sportlicher Aktivität und gesunder Ernährung, senken kann. Im Vergleich zu Nicht-Anwenderinnen war das Brustkrebsrisiko bei Anwenderinnen um 26% und mit zunehmender Dauer um 4% pro Jahr der Anwendung vermindert. Die inverse Assoziation zwischen pflanzlichen Präparaten und Tumorrisiko wurde nicht durch den histologischen Subtyp oder den Östrogen-, Progesteron- und Her2neu-Rezeptorstatus des Tumors modifiziert. Einzelne Wirkstoffklassen, auf die der schützende Effekt zurückzuführen wäre, konnten statistisch nicht ausreichend differenziert werden.

5.1 Mögliche Limitationen

Den Teilnehmerinnen war das Ziel der vorliegenden Arbeit zum Interviewzeitpunkt nicht bekannt und während der Erhebungszeit von 2002 - 2005 standen pflanzliche Präparate noch nicht in der öffentlichen Diskussion über Risiken bzw. über eine Schutzwirkung vor Brustkrebs. Die Studienergebnisse können jedoch aufgrund des retrospektiven Studiendesigns in ihrer Aussagefähigkeit begrenzt sein. So besteht durch die geringe Beteiligung insbesondere der Kontrollen an der Marie-Studie die Möglichkeit eines Selektionsbias, sollten Kontrollen aber nicht Fälle bevorzugt teilgenommen haben, die pflanzliche Präparate nehmen. Dies hätte eine Überschätzung des Zusammenhangs zwischen pflanzlichen Präparaten und dem Brustkrebsrisiko zur Folge gehabt. Das mögliche Ausmaß einer solchen Selektion wurde mit einer Kurzerhebung der Kernfragen der Marie-Studie einschließlich nach der Einnahme pflanzlicher Präparate unter den Nicht-Teilnehmerinnen abgeschätzt. Nicht-Teilnehmerinnen gaben seltener die Nutzung pflanzlicher Präparate an (4.6%) als Teilnehmerinnen der Hauptstudie (9.9%), insbesondere unter den wenigen befragten Fällen aus Hamburg (2.1%, Hamburger Kontrollen 5.3%), ein Hinweis darauf, dass eine Teilnahme von Kontrollen und Fällen an der Hauptstudie gleichgerichtet selektiv war. Die Teilnehmerinnen der Marie-Studie waren gegenüber den Nicht-Teilnehmerinnen (mit Kurzfragebogen) häufiger jünger und besser gebildet (Flesch-Janys et al. 2008), womit die Unterschiede hinsichtlich der Einnahme pflanzlicher Präparate zum Teil erklärt werden können, wie Studien belegen (Gold et al. 2007; Gollschewski et al. 2005; Newton et al. 2002; Upchurch et al. 2007).

Der Marie-Fragebogen wurde in einer Wiederholungsbefragung auf seine Reliabilität hin überprüft und als gut verlässlich bewertet (Slanger et al. 2007). Außerdem ergab eine Validitätsstudie über die Angaben zur Hormontherapie eine gute Übereinstimmung mit den ärztlichen Verschreibungsdaten der Patientinnen (Kropp et al. 2007). Während 63.9% aller Befragten schon einmal Hormonpräparate zur Therapie von Wechseljahresbeschwerden nahmen, war die Prävalenz der Nutzung pflanzlicher Präparate vergleichsweise gering. Innerhalb der Gruppen der invasiven Fälle und Kontrollen war der Anteil an Nutzerinnen pflanzlicher Präparate unter HT-Anwenderinnen und Nicht-Anwenderinnen jedoch ähnlich (Fälle 6.5% vs. 7.7%, $p_{\chi 2}$ = 0.21; Kontrollen 9.7% vs.10.7%, $p_{\chi 2}$ = 0.20). Dies spricht gegen eine Verzerrung der Ergebnisse durch einen Recall-bias (d.h. eine unterschiedliche Erinnerung an den Gebrauch pflanzlicher Präparate von Fällen und Kontrollen).

Dagegen legen die Ergebnisse aus dem Kurzfragebogen ein overreporting (ein Mehrberichten) der Einnahme pflanzlicher Präparate bei den Kontrollen der Marie-Studie nahe. Zahlen anderer Studien sprechen allerdings für eine realistische Schätzung in der Marie-Studie. So nahmen im Jahr 2003 von n = 465 postmenopausalen Frauen im Alter von 45-70 Jahren aus vier europäischen Ländern (Deutschland, Dänemark, Italien, England) 13% pflanzliche Präparate ein (und 41% HT) (Koebnick et al. 2005) und Rebbeck et al. (2007) berichten eine Prävalenz von 14.7% unter „European Americans" und 19.2% unter „African Americans". Konkrete Hinweise auf ein differenzielles underreporting bei Fällen, das den schützenden Effekt der pflanzlichen Präparate erklären würde, gibt es in der Hauptstudie nicht. Die Daten aus dem Kurzfragebogen sind diesbezüglich nicht aussagekräftig genug. In einem gemeinsamen Modell der Marie- und Non-Responder-Daten wurde der schützende Effekt der pflanzlichen Präparate etwas verdünnt, blieb aber statistisch signifikant, so dass von einem stabilen Zusammenhang zum Brustkrebsrisiko auszugehen ist.

Eine Missklassifikation der Präparateklassen pflanzlicher Wirkstoffe war zum einen aufgrund der Schwierigkeit Handelsnamen von Präparaten zu erinnern potentiell gegeben (Boucher et al. 2008b), insbesondere für die Unterscheidung von Remifemin und Remifeminplus. Zum anderen nahmen manche Frauen mehrere Präparate, Mischpräparate oder Präparate mit unbekanntem Wirkstoff. Um die Auswirkungen einer Missklassifikation zu minimieren wurde eine simultane Analyse der Wirkstoffklassen mit einer gemeinsamen Remifemin/Remifeminplus Gruppe durchgeführt, wobei die Effekte gegenseitig kontrolliert wurden.

5.2 Einordnung und Bewertung der Ergebnisse

Zurzeit gibt es nur eine Studie, die den Einfluss verschiedener pflanzlicher Präparate auf das Brustkrebsrisiko untersucht hat (Rebbeck et al. 2007). In Übereinstimmung mit den vorliegenden Ergebnissen beobachteten die Autoren für die jemalige Einnahme pflanzlicher Präparate eine 35%ige Verminderung des Risikos für invasiven Brustkrebs (OR 0.65, 95%KI 0.49-0.87), wobei die Adjustierung für Lebensstilfaktoren, das Spektrum an Inhaltsstoffen und Dosierungen der Präparate sowie die ethnische Zusammensetzung der Studienpopulationen unterschiedlich waren. Die Dauer der Anwendung wurde in der genannten Studie nicht untersucht, so dass die beobachtete (minimale) inverse Dosis-Wirkungs-Beziehung hier erstmals beschrieben wurde.

In unseren Analysen wurde für weitere potenzielle Confounder adjustiert, insbesondere für eine aktuelle und frühere Hormontherapie, die sportliche Aktivität und eine gesunde Ernährung (Einzelitems, Index, Faktoren). Während eine gesunde Ernährung weder ein schützender Faktor für das Auftreten eines invasiven Mamma-Karzinoms war noch die Assoziation zwischen pflanzlichen Präparaten und dem Brustkrebsrisiko störte, waren die sportliche Aktivität und HT sowohl mit Brustkrebs assoziiert (Schmidt et al. 2008) als auch schwache Confounder (roher OR 0.66, 95%KI 0.56-0.77 vs. adjustiert 0.74, 95%KI 0.63-0.87). Interaktionseffekte zwischen Sport und pflanzlichen Präparaten und zwischen dem Ernährungsindex und pflanzlichen Präparaten wurden nicht beobachtet, ebenso wenig wie für HT und die Einnahme pflanzlicher Präparate. Um ein Confounding durch die frühere Nutzung einer HT auszuschließen, wurde in einer Sensitivitätsanalyse die Gruppe der Frauen ohne eine HT betrachtet. Die Assoziation zwischen der Einnahme pflanzlicher Präparate und dem Brustkrebsrisiko war in dieser Gruppe konsistent vorhanden (roher OR 0.70, adjustiert 0.73, 95%KI 0.56-0.95). Dennoch ist ein „residuales" Confounding durch unbekannte Faktoren nicht ausgeschlossen.

Von den in pflanzlichen Präparaten enthaltenen Wirkstoffen haben vor allem Flavonoide und Stilbenderivate (Phytoöstrogene im engeren Sinne) das Potenzial östrogene und antiöstrogene Wirkungen in Brustgewebszellen über die Bindung an Östrogenrezeptoren hervorzurufen. Das ermittelte Odds-Ratio (0.64, 95%KI 0.39-1.05) für Phytoöstrogen-haltige Präparate (Soja-Isoflavone und Rotklee) gleicht dem von Rebbeck et al. berichteten (OR 0.69, 95%KI 0.43-1.11). Mehrere neuere Studien belegen, dass nur bei einer hohen täglichen Isoflavonaufnahme eine Schutzwirkung vor Brustkrebs erzielt werden kann, die in westlichen Ländern durch Nahrungsmittel nicht gegeben ist (Boucher et al. 2008a; Cotterchio et al. 2008; Travis et al. 2008; Trock et al. 2006; Wu et al. 2008b), jedoch bei einer täglichen Einnahme von Phytoöstrogen-Präparaten (mindestens 25-50 mg Isoflavone pro Tag) in etwa der alimentären Aufnahme in asiatischen Populationen entspricht.

Zwei weitere untersuchte Präparateklassen, Vitex agnus castus (enthält Flavonole) und sonstige Präparate/Wirkstoffe (überwiegend Pulsatilla, Rheum rhaponticum enthalten Stilbenderivate), zeigten gleichfalls protektive Assoziationen zum Brustkrebsrisiko, wobei die Effekte auf relativ kleinen Fallzahlen basierten und beide Präparateklassen häufig gemischt mit anderen Wirkstoffen genommen wurden. Es liegen bisher keine vergleichbaren Ergebnisse aus anderen Studien vor, so dass deren Bedeutung vorerst unklar bleibt.

Von Cimicifuga sind vorwiegend anti-östrogene Eigenschaften unabhängig von einer Bindung an den Östrogenrezeptor bekannt. In der Analyse waren die Cimicifugaprodukte Remifemin/Remifeminplus, die etwa 40% aller Präparate ausmachten, geringfügig schützend mit dem Risiko für invasiven Brustkrebs assoziiert, während andere Cimicifuga-Präparate keinen Effekt hatten. Demgegenüber fanden Rebbeck et al. für Cimicifuga-Präparate einschließlich weniger Remifeminpräparate einen schützenden Effekt für Brustkrebs (OR 0.44, 95%KI 0.25-0.77) (Rebbeck et al. 2007).

In einer historischen Kohortenstudie mit Brustkrebspatientinnen wurde eine verlängerte rezidivfreie Zeit unter Remifemin-Anwenderinnen gegenüber Nicht-Anwenderinnen beobachtet (Hazard Ratio 0.83, 95%KI 0.69-0.99 (Zepelin et al. 2007)), jedoch keine Abhängigkeit von der Anzahl der Verschreibungen oder Tamoxifengabe. Unter Berücksichtigung dieser Studien, läßt sich aus unseren Ergebnissen folgern, dass Cimicifuga kein Risikofaktor für die Entstehung von Brustkrebs ist, und Remifemin ein schützendes Potenzial hat. Dies zeigte sich auch in der Analyse des Einflusses von Cimicifuga auf das nach Rezeptorstatus stratifizierte Tumorrisiko (siehe unten).

Der schützende Einfluss pflanzlicher Präparate auf das nach histologischen Subtypen differenzierte Tumorrisiko ergab keine substanziellen Unterschiede in der Assoziation für die invasiv duktalen und die gemeinsame Gruppe der invasiv lobulären, gemischten und tubulären Tumoren. Dass das mit den Präparaten assoziierte Brustkrebsrisiko bei Frauen mit einem in situ Karzinom nicht reduziert war ist erklärungsbedürftig. Der Befund unterstreicht die Verschiedenheit von invasiven und in situ Karzinomen und könnte ein Hinweis darauf sein, dass pflanzliche Präparate nicht die Entstehung sondern die Progression von Tumorzellen beeinflussen. Da keine Studien bekannt sind, welche die Phytoöstrogenzufuhr im Zusammenhang mit dem Tumorrisiko nach histologischem Typ untersucht haben, sollten die Ergebnisse in anderen Studien überprüft werden.

Der ER-, PR- und Her2neu-Status der Tumoren hatten gleichfalls eine geringe Bedeutung für die Wirkung der pflanzlichen Präparate (ORs zwischen 0.66 und 0.76 für ER+/- und PR+/-). Rebbeck et al. analysierten den Rezeptorstatus nur hinsichtlich der Cmicifuga-Präparate und fanden für ER positive und negative Tumoren sowie für PR positive Tumoren verminderte Odds-Ratios, während die Zahl der PR negativen Tumore zu gering war (Rebbeck et al. 2007). In der Analyse der Marie-Daten war die Einnahme von Remifemin/-Remifeminplus in allen Rezeptorsubgruppen invers mit dem Tumorrisiko assoziiert (signifikant in ER+, PR- und ERPR+ Tumoren). Die Einnahme anderer Cimicifuga-Präparate hatte ähnlich verminderte Odds-Ratios, die wegen zu geringer Fallzahlen in den Subgruppen aber nicht bewertet werden können. Einige Studien, die sich mit der über die Nahrung aufgenommenen Phytoöstrogene beschäftigten, beobachteten ebenfalls rezeptorunabhängige Wirkungen (Fink et al. 2007; Hedelin et al. 2008; Olsen et al. 2004; Wu et al. 2008a), während andere allein eine verminderte Häufigkeit rezeptorpositiver Tumoren fanden (Suzuki et al. 2008b; Suzuki et al. 2008a; Touillaud et al. 2007). Zu bedenken ist jedoch die eingeschränkte Vergleichbarkeit, da mit Ausnahme von Wu et al. und Fink et al. Lignane untersucht wurden.

5.3 Potenzielle Wirkmechanismen

Es wird angenommen, dass 50% der ERα negativen Tumore, ERβ exprimieren, ein weiterer Östrogenrezeptor, der in unserer Studie nicht erhoben wurde (Gruvberger-Saal et al. 2007; Skliris et al. 2006). Phytoöstrogene binden bevorzugt an ERβ (Jarry et al. 2003; Moller et al. 2007) und aktivierte ERβ können die Zellproliferation auch unabhängig von ERα hemmen (Bianco et al. 2005; Chang et al. 2006; Sotoca et al. 2008); ein Mechanismus, der in ER negativen und PR negativen Tumoren möglich wäre.

Darüber hinaus wurden rezeptorunabhängige Wechselwirkungen pflanzlicher Wirkstoffe mit Enzymen der Östrogensynthese und des Östrogenmetabolismus beschrieben, die zu einer vermehrten Bildung inaktiver Östrogenvorstufen und weniger toxischer Metaboliten führten (Mense et al. 2008a; Rice et al. 2008). Des Weiteren können hohe Konzentrationen pflanzlicher Wirkstoffe, wie sie nach Einnahme von Präparaten erreicht werden, antioxidativ wirken und die DNA vor Schäden bewahren (Bianco et al. 2005), oder toxisch wirken und zum Zelltod von Tumorzellen führen (Choi et al. 2008; Hostanska et al. 2004). Beide Mechanismen wirken einer vermehrten Proliferation rezeptorunabhänig entgegen.

In ER und PR positiven Tumoren können zudem rezeptorvermittelte Mechanismen durch kompetetive Hemmung von Östrogenen mit pflanzlichen Phytoöstrogenen ein vermindertes Zellwachstum hervorgerufen haben. Suzuki et al. (2008a, b) beobachteten in einer schwedischen Kohorte vor allem für Frauen, die jemals eine HT durchführten, eine negative Beziehung zwischen der Einnahme von Lignanen und rezeptorpositiven Brustkrebs. Sie vermuten, dass sich ein anti-östrogener Effekt durch kompetetive Hemmung der Rezeptoren eher in östrogenreicher Umgebung ausgewirkt hat (Suzuki et al. 2008b; Suzuki et al. 2008a). Ein ähnlicher Effekt zeigte sich bei ovarektomierten Affen (~postmenopausal) nach Gabe von Isoflavonen und Estradiol, der bei höherer Östrogenkonzentration stärker war (Wood et al. 2006; Wood et al. 2007). In unseren Daten zeigte sich im Hinblick auf eine Hormontherapie keine derartige Abhängigkeit der Assoziation zwischen pflanzlichen Präparaten und dem Brustkrebsrisiko.

Differentielle Wirkmechanismen der pflanzlichen Präparate auf den Her2neu-Rezeptor-Status der Tumoren wurden durch die vorliegenden Ergebnisse nicht unterstützt.

5.4 Schlussfolgerung

Die aus der vorliegenden Fall-Kontroll-Studie gewonnenen Erkenntnisse unterstützen die Hypothese, dass pflanzliche Präparate gegen Wechseljahresbeschwerden, auch bei einer längeren Anwendung vor dem Auftreten eines invasiven Brustkrebses in der Postmenopause schützen können. Der schützende Effekt war unabhängig vom histologischen Typ und Rezeptorstatus in allen invasiven Tumorsubtypen zu finden. Dies spricht für eine überwiegende Beteiligung hormonrezeptorunabhängiger Wirkmechanismen. Merkmale eines gesunden Lebensstils erklären den Effekt nicht. Die für die Assoziation im Einzelnen verantwortlichen Wirkstoffe und Präparate konnten nicht mit ausreichender Sicherheit identifiziert werden. Die Ergebnisse sollten daher in zukünftigen Studien überprüft werden.

6 Literatur

Allred CD, Allred KF, Ju YH, Virant SM, Helferich WG. Soy Diets Containing Varying Amounts of Genistein Stimulate Growth of Estrogen-dependent (MCF-7) Tumors in a Dose-dependent Manner. Cancer Res 2001; 61 (13):5045-5050.

Atkinson C, Warren RM, Sala E, Dowsett M, Dunning AM, Healey CS, Runswick S, Day NE, Bingham SA. Red-clover-derived isoflavones and mammographic breast density: a double-blind, randomized, placebo-controlled trial [ISRCTN42940165]. Breast Cancer Res 2004; 6 (3):R170-R179.

Bianco NR, Chaplin LJ, Montano MM. Differential induction of quinone reductase by phytoestrogens and protection against oestrogen-induced DNA damage. Biochem J 2005; 385 (Pt 1):279-287.

Bohlscheid-Thomas S, Hoting I, Boeing H, Wahrendorf J. Reproducibility and relative validity of energy and macronutrient intake of a food frequency questionnaire developed for the German part of the EPIC project. European Prospective Investigation into Cancer and Nutrition. Int J Epidemiol 1997a; 26 Suppl 1S71-S81.

---dto. Reproducibility and relative validity of food group intake in a food frequency questionnaire developed for the German part of the EPIC project. European Prospective Investigation into Cancer and Nutrition. Int J Epidemiol 1997b; 26 Suppl 1S59-S70.

Borrelli F, Ernst E. Black cohosh (Cimicifuga racemosa) for menopausal symptoms: A systematic review of its efficacy. Pharmacol Res 2008.

Bosetti C, Spertini L, Parpinel M, Gnagnarella P, Lagiou P, Negri E, Franceschi S, Montella M, Peterson J, Dwyer J, Giacosa A, La Vecchia C. Flavonoids and breast cancer risk in Italy. Cancer Epidemiol Biomarkers Prev 2005; 14 (4):805-808.

Boucher BA, Cotterchio M, Kreiger N, Thompson LU. Soy formula and breast cancer risk. Epidemiology 2008a; 19 (1):165-166.

Boucher BA, Thompson LU, Kreiger N, Cotterchio M. Hormone-related supplements and breast cancer risk: need for improved measurement of supplement use. Int J Cancer 2008b; 123 (10):2465-2466.

Cassidy A, Albertazzi P, Lise N, I, Hall W, Williamson G, Tetens I, Atkins S, Cross H, Manios Y, Wolk A, Steiner C, Branca F. Critical review of health effects of soyabean phyto-oestrogens in post-menopausal women. Proc Nutr Soc 2006; 65 (1):76-92.

Chang EC, Frasor J, Komm B, Katzenellenbogen BS. Impact of estrogen receptor beta on gene networks regulated by estrogen receptor alpha in breast cancer cells. Endocrinology 2006; 147 (10):4831-4842.

Choi EJ, Kim GH. Daidzein causes cell cycle arrest at the G1 and G2/M phases in human breast cancer MCF-7 and MDA-MB-453 cells. Phytomedicine 2008; 15 (9):683-690.

Cotterchio M, Boucher BA, Kreiger N, Mills CA, Thompson LU. Dietary phytoestrogen intake-lignans and isoflavones-and breast cancer risk (Canada). Cancer Causes Control 2008; 19 (3):259-272.

Duffy C, Perez K, Partridge A. Implications of phytoestrogen intake for breast cancer. CA Cancer J Clin 2007; 57 (5):260-277.

Einbond LS, Shimizu M, Xiao D, Nuntanakorn P, Lim JT, Suzui M, Seter C, Pertel T, Kennelly EJ, Kronenberg F, Weinstein IB. Growth inhibitory activity of extracts and purified components of black cohosh on human breast cancer cells. Breast Cancer Res Treat 2004; 83 (3):221-231.

Eisenbrand G. Isoflavones as phytoestrogens in food supplements and dietary foods for special medical purposes. Opinion of the Senate Commission on Food Safety (SKLM) of the German Research Foundation (DFG)-(shortened version). Mol Nutr Food Res 2007; 51 (10):1305-1312.

Erp-Baart MA, Brants HA, Kiely M, Mulligan A, Turrini A, Sermoneta C, Kilkkinen A, Valsta LM. Isoflavone intake in four different European countries: the VENUS approach. Br J Nutr 2003; 89 Suppl 1S25-S30.

Fink BN, Steck SE, Wolff MS, Britton JA, Kabat GC, Schroeder JC, Teitelbaum SL, Neugut AI, Gammon MD. Dietary flavonoid intake and breast cancer risk among women on Long Island. Am J Epidemiol 2007; 165 (5):514-523.

Fink BN, Steck SE, Wolff MS, Kabat GC, Gammon MD. Construction of a flavonoid database for assessing intake in a population-based sample of women on Long Island, New York. Nutr Cancer 2006; 56 (1):57-66.

Fioravanti L, Cappelletti V, Miodini P, Ronchi E, Brivio M, Di Fronzo G. Genistein in the control of breast cancer cell growth: insights into the mechanism of action in vitro. Cancer Lett 1998; 130 (1-2):143-152.

Flesch-Janys D, Slanger T, Mutschelknauss E, Kropp S, Obi N, Vettorazzi E, Braendle W, Bastert G, Hentschel S, Berger J, Chang-Claude J. Risk of different histological types of postmenopausal breast cancer by type and regimen of menopausal hormone therapy. Int J Cancer 2008; 123 (4):933-941.

Gammon MD, Fink BN, Steck SE, Wolff MS. Soy intake and breast cancer: elucidation of an unanswered question. Br J Cancer 2008; 98 (1):2-3.

Geller SE, Studee L. Contemporary alternatives to plant estrogens for menopause. Maturitas 2006; 55 Suppl 1S3-13.

Gikas PD, Mokbel K. Phytoestrogens and the risk of breast cancer: a review of the literature. Int J Fertil Womens Med 2005; 50 (6):250-258.

Gold EB, Bair Y, Zhang G, Utts J, Greendale GA, Upchurch D, Chyu L, Sternfeld B, Adler S. Cross-sectional analysis of specific complementary and alternative medicine (CAM) use by racial/ethnic group and menopausal status: the Study of Women's Health Across the Nation (SWAN). Menopause 2007; 14 (4):612-623.

Gollschewski S, Anderson D, Skerman H, Lyons-Wall P. Associations between the use of complementary and alternative medications and demographic, health and lifestyle factors in mid-life Australian women. Climacteric 2005; 8 (3):271-278.

Gothe H, Seidlitz C, Höer A, Glaeske G, Häussler B. Vor und nach der WHI-Studie - Analyse von Veränderungen in der Verordnung von Hormontherapien anhand von Routinedaten einer Krankenkasse. Unpublished data.

Gruvberger-Saal SK, Bendahl PO, Saal LH, Laakso M, Hegardt C, Eden P, Peterson C, Malmstrom P, Isola J, Borg A, Ferno M. Estrogen receptor beta expression is associated with tamoxifen response in ERalpha-negative breast carcinoma. Clin Cancer Res 2007; 13 (7):1987-1994.

Hedelin M, Lof M, Olsson M, Adlercreutz H, Sandin S, Weiderpass E. Dietary Phytoestrogens Are Not Associated with Risk of Overall Breast Cancer But Diets Rich in Coumestrol Are Inversely Associated with Risk of Estrogen Receptor and Progesterone Receptor Negative Breast Tumors in Swedish Women. J Nutr 2008; 138 (5):938-945.

Hickey M, Saunders CM, Stuckey BG. Non-hormonal treatments for menopausal symptoms. Maturitas 2007; 57 (1):85-89.

Hirschberg AL, Edlund M, Svane G, Azavedo E, Skoog L, von Schoultz B. An isopropanolic extract of black cohosh does not increase mammographic breast density or breast cell proliferation in postmenopausal women. Menopause 2007; 14 (1):89-96.

Hostanska K, Nisslein T, Freudenstein J, Reichling J, Saller R. Cimicifuga racemosa extract inhibits proliferation of estrogen receptor-positive and negative human breast carcinoma cell lines by induction of apoptosis. Breast Cancer Res Treat 2004; 84 (2):151-160.

Jarry H, Spengler B, Porzel A, Schmidt J, Wuttke W, Christoffel V. Evidence for estrogen receptor beta-selective activity of Vitex agnus-castus and isolated flavones. Planta Med 2003; 69 (10):945-947.

Ju YH, Doerge DR, Helferich WG. A dietary supplement for female sexual dysfunction, Avlimil, stimulates the growth of estrogen-dependent breast tumors (MCF-7) implanted in ovariectomized athymic nude mice. Food Chem Toxicol 2008; 46 (1):310-320.

Katalinic A, Rawal R. Decline in breast cancer incidence after decrease in utilisation of hormone replacement therapy. Breast Cancer Res Treat 2007.

Katdare M, Osborne M, Telang NT. Soy isoflavone genistein modulates cell cycle progression and induces apoptosis in HER-2/neu oncogene expressing human breast epithelial cells. Int J Oncol 2002; 21 (4):809-815.

Koebnick C, Reimann M, Carlsohn A, Korzen-Bohr S, Bugel S, Hallund J, Rossi L, Branca F, Hall W, Williams C, Zunft HJ, O'Doherty JK. The acceptability of isoflavones as a treatment of menopausal symptoms: a European survey among postmenopausal women. Climacteric 2005; 8 (3):230-242.

Kleinbaum DG, Klein M. Logistic Regression. A Self-Learning Text. Series: Statistics for Biology and Health. 2nd ed. 2002. ISBN: 978-0-387-95397-7

Kropp S, Terboven T, Hedicke J, Mutschelknauss E, Slanger T, Braendle W, Berger J, Chang-Claude J, Flesch-Janys D. Good agreement between physician and self-reported hormone therapy data in a case-control study. J Clin Epidemiol 2007; 60 (12):1280-1287.

Lampe JW, Gustafson DR, Hutchins AM, Martini MC, Li S, Wahala K, Grandits GA, Potter JD, Slavin JL. Urinary isoflavonoid and lignan excretion on a Western diet: relation to soy, vegetable, and fruit intake. Cancer Epidemiol Biomarkers Prev 1999; 8 (8):699-707.

Lawton B, Rose S, McLeod D, Dowell A. Changes in use of hormone replacement therapy after the report from the Women's Health Initiative: cross sectional survey of users. BMJ 2003; 327 (7419):845-846.

Limer JL, Speirs V. Phyto-oestrogens and breast cancer chemoprevention. Breast Cancer Res 2004; 6 (3):119-127.

Linseisen J, Piller R, Hermann S, Chang-Claude J. Dietary phytoestrogen intake and premenopausal breast cancer risk in a German case-control study. Int J Cancer 2004; 110 (2):284-290.

Low DT. Menopause: a review of botanical dietary supplements. Am J Med 2005; 118 Suppl 12B98-108.

Maskarinec G, Pagano I, Lurie G, Kolonel LN. A longitudinal investigation of mammographic density: the multiethnic cohort. Cancer Epidemiol Biomarkers Prev 2006; 15 (4):732-739.

Matsumura A, Ghosh A, Pope GS, Darbre PD. Comparative study of oestrogenic properties of eight phytoestrogens in MCF7 human breast cancer cells. J Steroid Biochem Mol Biol 2005; 94 (5):431-443.

McCann SE, Kulkarni S, Trevisan M, Vito D, Nie J, Edge SB, Muti P, Freudenheim JL. Dietary lignan intakes and risk of breast cancer by tumor estrogen receptor status. Breast Cancer Res Treat 2006; 99 (3):309-311.

Mense SM, Chhabra J, Bhat HK. Preferential induction of cytochrome P450 1A1 over cytochrome P450 1B1 in human breast epithelial cells following exposure to quercetin. J Steroid Biochem Mol Biol 2008a; 110 (1-2):157-162.

Mense SM, Hei TK, Ganju RK, Bhat HK. Phytoestrogens and breast cancer prevention: possible mechanisms of action. Environ Health Perspect 2008b; 116 (4):426-433.

Moller F, Zierau O, Jandausch A, Rettenberger R, Kaszkin-Bettag M, Vollmer G. Subtype-specific activation of estrogen receptors by a special extract of Rheum rhaponticum (ERr 731), its aglycones and structurally related compounds in U2OS human osteosarcoma cells. Phytomedicine 2007; 14 (11):716-726.

Nedrow A, Miller J, Walker M, Nygren P, Huffman LH, Nelson HD. Complementary and alternative therapies for the management of menopause-related symptoms: a systematic evidence review. Arch Intern Med 2006; 166 (14):1453-1465.

Nelson HD, Vesco KK, Haney E, Fu R, Nedrow A, Miller J, Nicolaidis C, Walker M, Humphrey L. Nonhormonal therapies for menopausal hot flashes: systematic review and meta-analysis. JAMA 2006; 295 (17):2057-2071.

Newton KM, Buist DS, Keenan NL, Anderson LA, LaCroix AZ. Use of alternative therapies for menopause symptoms: results of a population-based survey. Obstet Gynecol 2002; 100 (1):18-25.

Olsen A, Knudsen KE, Thomsen BL, Loft S, Stripp C, Overvad K, Moller S, Tjonneland A. Plasma enterolactone and breast cancer incidence by estrogen receptor status. Cancer Epidemiol Biomarkers Prev 2004; 13 (12):2084-2089.

Peterson J, Lagiou P, Samoli E, Lagiou A, Katsouyanni K, La Vecchia C, Dwyer J, Trichopoulos D. Flavonoid intake and breast cancer risk: a case--control study in Greece. Br J Cancer 2003; 89 (7):1255-1259.

Petrakis NL, Barnes S, King EB, Lowenstein J, Wiencke J, Lee MM, Miike R, Kirk M, Coward L. Stimulatory influence of soy protein isolate on breast secretion in pre- and postmenopausal women. Cancer Epidemiol Biomarkers Prev 1996; 5 (10):785-794.

Qin LQ, Xu JY, Wang PY, Hoshi K. Soyfood intake in the prevention of breast cancer risk in women: a meta-analysis of observational epidemiological studies. J Nutr Sci Vitaminol (Tokyo) 2006; 52 (6):428-436.

Rebbeck TR, Troxel AB, Norman S, Bunin GR, DeMichele A, Baumgarten M, Berlin M, Schinnar R, Strom BL. A retrospective case-control study of the use of hormone-related supplements and association with breast cancer. Int J Cancer 2007; 120 (7):1523-1528.

Rice S, Amon A, Whitehead SA. Ethanolic extracts of black cohosh (Actaea racemosa) inhibit growth and oestradiol synthesis from oestrone sulphate in breast cancer cells. Maturitas 2007; 56 (4):359-367.

Rice S, Whitehead SA. Phytoestrogens and breast cancer--promoters or protectors? Endocr Relat Cancer 2006; 13 (4):995-1015.

Rice S, Whitehead SA. Phytoestrogens oestrogen synthesis and breast cancer. J Steroid Biochem Mol Biol 2008; 108 (3-5):186-195.

Ringsdorf U. Ernährungsmuster von Brustkrebs-Patientinnen mit Hormonrezeptorpositiven und -negativen Tumoren. Inauguraldissertation. 2005. Wettenberg, Germany, VVB Laufersweiler Verlag.

Sakla MS, Shenouda NS, Ansell PJ, MacDonald RS, Lubahn DB. Genistein affects HER2 protein concentration, activation, and promoter regulation in BT-474 human breast cancer cells. Endocrine 2007; 32 (1):69-78.

Schmidt ME, Steindorf K, Mutschelknauss E, Slanger T, Kropp S, Obi N, Flesch-Janys D, Chang-Claude J. Physical activity and postmenopausal breast cancer: effect modification by breast cancer subtypes and effective periods in life. Cancer Epidemiol Biomarkers Prev 2008; 17 (12):3402-3410.

Skliris GP, Leygue E, Curtis-Snell L, Watson PH, Murphy LC. Expression of oestrogen receptor-beta in oestrogen receptor-alpha negative human breast tumours. Br J Cancer 2006; 95 (5):616-626.

Slanger T, Mutschelknauss E, Kropp S, Braendle W, Flesch-Janys D, Chang-Claude J. Test-retest reliability of self-reported reproductive and lifestyle data in the context of a German case-control study on breast cancer and postmenopausal hormone therapy. Ann Epidemiol 2007; 17 (12):993-998.

Sotoca AM, Ratman D, van der SP, Strom A, Gustafsson JA, Vervoort JJ, Rietjens IM, Murk AJ. Phytoestrogen-mediated inhibition of proliferation of the human T47D breast cancer cells depends on the ERalpha/ERbeta ratio. J Steroid Biochem Mol Biol 2008.

Stuedal A, Gram IT, Bremnes Y, Adlercreutz H, Veierod MB, Ursin G. Plasma levels of enterolactone and percentage mammographic density among postmenopausal women. Cancer Epidemiol Biomarkers Prev 2005; 14 (9):2154-2159.

Sturdee DW. The menopausal hot flush-Anything new? Maturitas 2008.

Suzuki R, Rylander-Rudqvist T, Saji S, Bergkvist L, Adlercreutz H, Wolk A. Dietary lignans and postmenopausal breast cancer risk by oestrogen receptor status: a prospective cohort study of Swedish women. Br J Cancer 2008a; 98 (3):636-640.

Suzuki R, Rylander-Rudqvist T, Ye W, Saji S, Adlercreutz H, Wolk A. Dietary fiber intake and risk of postmenopausal breast cancer defined by estrogen and progesterone receptor status--a prospective cohort study among Swedish women. Int J Cancer 2008b; 122 (2):403-412.

Tempfer CB, Bentz EK, Leodolter S, Tscherne G, Reuss F, Cross HS, Huber JC. Phytoestrogens in clinical practice: a review of the literature. Fertil Steril 2007.

Thanos J, Cotterchio M, Boucher BA, Kreiger N, Thompson LU. Adolescent dietary phytoestrogen intake and breast cancer risk (Canada). Cancer Causes Control 2006; 17 (10):1253-1261.

Thompson LU, Chen JM, Li T, Strasser-Weippl K, Goss PE. Dietary flaxseed alters tumor biological markers in postmenopausal breast cancer. Clin Cancer Res 2005; 11 (10):3828-3835.

Tice JA, Ettinger B, Ensrud K, Wallace R, Blackwell T, Cummings SR. Phytoestrogen supplements for the treatment of hot flashes: the Isoflavone Clover Extract (ICE) Study: a randomized controlled trial. JAMA 2003; 290 (2):207-214.

Touillaud MS, Thiebaut AC, Fournier A, Niravong M, Boutron-Ruault MC, Clavel-Chapelon F. Dietary lignan intake and postmenopausal breast cancer risk by estrogen and progesterone receptor status. J Natl Cancer Inst 2007; 99 (6):475-486.

Travis RC, Allen NE, Appleby PN, Spencer EA, Roddam AW, Key TJ. A prospective study of vegetarianism and isoflavone intake in relation to breast cancer risk in British women. Int J Cancer 2008; 122 (3):705-710.

Trock BJ, Hilakivi-Clarke L, Clarke R. Meta-analysis of soy intake and breast cancer risk. J Natl Cancer Inst 2006; 98 (7):459-471.

Upchurch DM, Chyu L, Greendale GA, Utts J, Bair YA, Zhang G, Gold EB. Complementary and alternative medicine use among American women: findings from The National Health Interview Survey, 2002. J Womens Health (Larchmt) 2007; 16 (1):102-113.

Velentzis LS, Woodside JV, Cantwell MM, Leathem AJ, Keshtgar MR. Do phytoestrogens reduce the risk of breast cancer and breast cancer recurrence? What clinicians need to know. Eur J Cancer 2008.

Verheus M, van Gils CH, Keinan-Boker L, Grace PB, Bingham SA, Peeters PH. Plasma phytoestrogens and subsequent breast cancer risk. J Clin Oncol 2007; 25 (6):648-655.

Viereck V, Emons G, Wuttke W. Black cohosh: just another phytoestrogen? Trends Endocrinol Metab 2005; 16 (5):214-221.

Ward HA, Chapelais G, Kuhnle GG, Luben R, Khaw KT, Bingham S. Breast cancer risk in relation to urinary and serum biomarkers of phytoestrogen exposure in the EPIC-Norfolk study. Breast Cancer Res 2008; 10 (2):R32.

Wood CE, Appt SE, Clarkson TB, Franke AA, Lees CJ, Doerge DR, Cline JM. Effects of high-dose soy isoflavones and equol on reproductive tissues in female cynomolgus monkeys. Biol Reprod 2006; 75 (3):477-486.

Wood CE, Register TC, Cline JM. Soy isoflavonoid effects on endogenous estrogen metabolism in postmenopausal female monkeys. Carcinogenesis 2007; 28 (4):801-808.

Wu AH, Koh WP, Wang R, Lee HP, Yu MC. Soy intake and breast cancer risk in Singapore Chinese Health Study. Br J Cancer 2008a; 99 (1):196-200.

Wu AH, Wan P, Hankin J, Tseng CC, Yu MC, Pike MC. Adolescent and adult soy intake and risk of breast cancer in Asian-Americans. Carcinogenesis 2002; 23 (9):1491-1496.

Wu AH, Yu MC, Tseng CC, Pike MC. Epidemiology of soy exposures and breast cancer risk. Br J Cancer 2008b; 98 (1):9-14.

Wuttke W, Jarry H, Seidlova-Wuttke D. Isoflavones--safe food additives or dangerous drugs? Ageing Res Rev 2007; 6 (2):150-188.

Zeleniuch-Jacquotte A, Adlercreutz H, Shore RE, Koenig KL, Kato I, Arslan AA, Toniolo P. Circulating enterolactone and risk of breast cancer: a prospective study in New York. Br J Cancer 2004; 91 (1):99-105.

Zepelin HH, Meden H, Kostev K, Schroder-Bernhardi D, Stammwitz U, Becher H. Isopropanolic black cohosh extract and recurrence-free survival after breast cancer. Int J Clin Pharmacol Ther 2007; 45 (3):143-154.

7 Anhang

7.1 Tabellen

Tabelle 7.1: Studienregion Rhein-Neckar 14 Kreise und 4 Rechenzentren

Kreis	Bundesland	Gemeinden / Städte (Anzahl)	Zust. Rechenzentrum
Heidelberg	Baden-Württemberg	1	Heidelberg / Heilbronn
Neckar-Odenwald	Baden-Württemberg	27	Heidelberg / Heilbronn
Rhein-Neckar	Baden-Württemberg	54	Heidelberg / Heilbronn
Heilbronn Land	Baden-Württemberg	46	Heidelberg / Heilbronn
Heilbronn Stadt	Baden-Württemberg	1	Heidelberg / Heilbronn
Karlsruhe Land	Baden-Württemberg	32	Karlsruhe
Karlsruhe Stadt	Baden-Württemberg	1	Karlsruhe
Mannheim	Baden-Württemberg	1	Mannheim
Ludwigshafen Stadt	Rheinland-Pfalz	1	Mainz
Ludwigshafen Land	Rheinland-Pfalz	25	Mainz
Speyer	Rheinland-Pfalz	1	Mainz
Bad Dürkheim	Rheinland-Pfalz	48	Mainz
Frankenthal	Rheinland-Pfalz	1	Mainz
Neustadt	Rheinland-Pfalz	1	Mainz
Summe		240	

Tabelle 7.2: Einzelitems des Indexes für gesunde Ernährung anhand von 5 Richtwerten

	Richtwert	Kontrollen		Invasive Fälle		Gesamt	
		n	%	n	%	n	%
Gesamt N		5625	(100)	2759	(100)	8384	(100)
1. Vitamin A/beta-Carotin [mg/d]	<4.20	5073	(90.2)	2456	(89.0)	7529	(89.8)
	≥4.20	552	(9.8)	303	(11.0)	855	(10.2)
2. Ballaststoffe g/d	<30	5158	(91.7)	2524	(91.5)	7682	(91.6)
	≥30+	467	(8.3)	235	(8.5)	702	(8.4)
3. Cholesterin (mg/d)	≥300	1335	(23.7)	675	(24.5)	2010	(24.0)
	<300	4290	(76.3)	2084	(75.5)	6374	(76.0)
4. Vitamin C [mg/d]	<100	2671	(47.5)	1145	(41.5)	3816	(45.5)
	≥100	2954	(52.5)	1614	(58.5)	4568	(54.5)
5. Rel. Anteil mehrfach ung. Fettsäuren an allen Fettsäuren [%]	<30%	5562	(98.9)	2736	(99.2)	8298	(99.0)
	≥30%	63	(1.1)	23	(0.8)	86	(1.0)

Tabelle 7.3: Hauptkomponentenanalyse (PCA) für Ernährungsvariablen: nur Kontrollen

Korrelation der Items mit den Faktormittelwerten = Ladungen

Komponente bzw. Faktor

Ernährungsitems (kontinuierlich)	1 Fett-Kalorienreich	2 Obst, Gemüse, Soja, Ballaststoffe, Vitamine	3 Fleisch, Gemüse ohne Milch/Käse, fettarm	4 Fisch	5 Milchprodukte / Gemüse	6 Tee, kein Kaffee, Soja/ Käse
Energie (kcal/d)	**0.896**	-0.158	-0.186		-0.134	
Gesättigte Fettsäuren (mg/d)	**0.829**	-0.376	-0.154	-0.111		
Einfach ungesättigte Fettsäuren (mg/d)	**0.875**	-0.296			-0.234	
Mehrfach ungesättigte Fettsäuren (mg/d)	**0.785**				-0.335	
Fett (g/d)	0.526	-0.192	0.141			
Cholesterin (mg/d)	**0.789**	-0.426				
Vitamin A/Retinoläquivalent (ug/d)	**0.698**		**0.389**		0.305	0.159
Vitamin A/Beta-Carotin (ug/d)	0.535	**0.609**	0.232		0.224	
Vitamin A/Retinol (ug/d)	0.554	-0.394	**0.334**		0.247	0.186
Vitamin C/Ascorbinsäure (ug/d)	0.531	0.489				-0.162
Tee, schwarz / grün (g/d)		0.173				**0.647**
Kräutertee (g/d)		0.247		0.112		**0.391**
Kaffee (g/d)	0.133	-0.171				-0.582
Wein, Bier, Liqueur, Spirituosen (g/d)		-0.172	0.162			
Rotes Fleisch (g/d)	0.397	-0.317	**0.444**			-0.111
Geflügel (g/d)	0.310	-0.130	**0.291**	0.166	0.102	
Fisch (g/d)	0.322	0.132		**0.910**		
Fischprodukte, Meeresfrüchte (g/d)	0.315	0.114		**0.912**		
Obst / Früchte (g/d)	0.349	**0.550**	-0.158	-0.110		-0.120
Gemüse	0.497	**0.559**	**0.392**		0.265	
Stengelgemüse, Sprossen (g/d)	0.176	0.291	**0.352**		0.254	-0.100
Hülsenfrüchte, Klee (g/d)	0.187		0.132			-0.152
Ballaststoffe (mg/d)	**0.722**	0.398	-0.104	-0.139	-0.190	
Lignin (mg/d)	0.606	0.284	-0.271	-0.178	-0.271	
Soja Produkte (g/d)		0.302				0.272
Nüsse, Samen, Brotaufstrich (g/d)	0.279	0.108	-0.187		-0.560	
Milch, Joghurt, Käse, Sahne-, Milchspeisen (g/d)	0.419		**-0.663**		**0.532**	
Milch, incl. in Kaffee, Sahne (g/d)	0.269		**-0.612**		**0.553**	
Käse	0.418		-0.265		0.165	**0.264**

Erklärte Gesamtvarianz(a)

Komponente	Anfängliche Eigenwerte			Summen von quadrierten Faktorladungen für Extraktion		
	Gesamt	% der Varianz	Kumulierte %	Gesamt	% der Varianz	Kumulierte %
1	7.451	25.694	25.694	7.451	25.694	25.694
2	**2.614**	**9.014**	**34.708**	**2.614**	**9.014**	**34.708**
3	2.052	7.077	41.784	2.052	7.077	41.784
4	1.870	6.447	48.232	1.870	6.447	48.232
5	1.627	5.610	53.842	1.627	5.610	53.842
6	**1.252**	**4.319**	**58.161**	**1.252**	**4.319**	**58.161**

Extraktionsmethode: Hauptkomponentenanalyse.
a 6 Komponenten extrahiert
b In der Phase der Analyse wurden nur Fälle verwendet, bei denen Invasive Tumore = 0 (Kontrolle) ist.

Tabelle 7.4: Verteilung der Faktorwerte (Quartile) von zwei Faktoren aus der Hauptkomponentenanalyse nach Fall-Kontrollstatus

	Kontrollen		Invasives Ca		Gesamt	
	n	%	n	%	n	%
	5625	(100)	2759	(100)	8384	(100)
Faktor 2: Gemüse, Obst, Lignin (Quartile)						
1. Quartil	1406	(25.0)	667	(24.2)	2073	(24.7)
2. Quartil	1505	(26.8)	741	(26.9)	2246	(26.8)
3. Quartil	1308	(23.3)	627	(22.7)	1935	(23.1)
4. Quartil	1406	(25.0)	724	(26.2)	2130	(25.4)
Faktor 6: Tee, Soja (Quartile)						
1. Quartil	1405	(25.0)	659	(23.9)	2064	(24.6)
2. Quartil	1406	(25.0)	665	(24.1)	2071	(24.7)
3. Quartil	1408	(25.0)	730	(26.5)	2138	(25.5)
4. Quartil	1406	(25.0)	705	(25.6)	2111	(25.2)

Tabelle 7.5: Dauer der Einnahme pflanzlicher Präparate in drei Kategorien (Fälle mit invasiven Tumoren und Kontrollen)

	Kontrollen		Invasive Fälle		Gesamt	
	n	%	n	%	n	%
Einnahme pflanzlicher Präparate						
Nie (≤ 3 Mon.)	5977	(89.9)	3033	(93.2)	9010	(91.0)
Früher	410	(6.2)	147	(4.5)	557	(5.6)
Aktuell	250	(3.8)	74	(2.3)	324	(3.3)
Dauer der Einnahme pflanzlicher Präparate						
Nie (≤ 3 Mon.)	5977	(89.9)	3033	(93.2)	9010	(91.0)
<1 Jahr	140	(2.1)	54	(1.7)	194	(2.0)
1 - <5 Jahre	392	(5.9)	126	(3.9)	518	(5.2)
5+ Jahre	136	(2.0)	43	(1.3)	179	(1.8)
Gesamt	6645	(100)	3256	(100)	9901	(100)

Tabelle 7.6: Alter (Jahre) bei Beginn und Ende der Einnahme pflanzlicher Präparate und von Hormontherapie

	Kontrollen		Invasive Fälle		Gesamt	
	MW	SD	MW	SD	MW	SD
Alter bei Beginn der Einnahme pflanzlicher Präparate	52.3	(6.0)	51.6	(5.7)	52.1	(6.0)
Alter bei Ende der Einnahme pflanzlicher Präparate	55.6	(5.9)	54.8	(5.9)	55.4	(5.9)
Alter bei Beginn der HT	49.6	(5.6)	49.7	(5.3)	49.6	(5.5)
Alter bei Ende der HT	59.9	(6.2)	61.2	(5.8)	60.4	(6.1)

MW = Mitelwert, SD = Standardabweichung

Tabelle 7.7: Prävalenz der Einnahme pflanzlicher Präparate in den Erhebungsjahren von 2002-2005 (Querschnitt der im jeweiligen Jahr Interviewten)

	Jemals pflanzliches Präparat					
	Kontrollen		Invasive Fälle		Gesamt	
	n	%	n	%	n	%
Erhebungsjahr						
2002	158	(9.6)	41	(6.2)	199	(8.6)
2003	249	(10.0)	63	(6.6)	312	(9.1)
2004	190	(10.2)	62	(7.2)	252	(9.3)
2005	59	(12.4)	39	(8.6)	98	(10.6)

Tabelle 7.8: Häufigkeit der histologischen Tumortypen und Rezeptorstatus der Tumoren bei Fällen mit bekanntem Einnahmestatus von pflanzlichen Präparaten

	n	%		n	%
Histologischer Typ (total)	3462	(100)	*Her2neu*	3257	(100)
Invasiv			Her2neu negativ	2335	(71.7)
Duktal	2227	(64.3)	Her2neu positiv	593	(18.2)
Lobulär	670	(19.4)	Her2neu fehlt	329	(10.1)
Duktal/Lobulär gemischt	153	(4.4)			
Tubulär	98	(2.8)			
Sonstige invasive	109	(3.1)			
In situ	205	(5.9)			
Östrogenrezeptor ER (total)	3257	(100)			
ER negativ	661	(20.3)			
ER positiv	2541	(78.0)			
ER fehlt	55	(1.7)			
Progesteronrezeptor PR (total)	3257	(100)			
PR negativ	1057	(32.5)			
PR positiv	2144	(65.8)			
PR fehlt	56	(1.7)			
ER/PR (total)	3206	(100)			
ER/PR negativ	555	(17.0)			
ER und/oder PR positiv	2651	(81.4)			
ER/PR fehlt	51	(1.6)			

Tabelle 7.9: Vollständig adjustiertes Modell für „jemals pflanzliches Präparat" (Gesamtgruppe invasive Tumore/Kontrollen n=9793)

	df	p	OR	95%KI	
Jemals pflanzliches Präparat (Referenz nie)	1	0.00	0.73	0.62	0.86
Hormontherapie (Ref. nie)	2	0.00			
Früher	1	0.59	1.03	0.92	1.17
Aktuell	1	0.00	1.76	1.57	1.96
Geburtsjahr (Ref. <= 1934)	4	0.58			
1935 - 1939	1	0.33	0.94	0.82	1.07
1940 - 1944	1	0.14	0.90	0.79	1.03
1945 - 1949	1	0.19	0.90	0.77	1.05
1950+	1	0.92	0.99	0.78	1.25
Hamburg (Ref. RNK-Region)	1	0.02	0.90	0.81	0.98
Menopausenalter (Ref. = <47 Jahre)	4	0.00			
47 - <52 Jahre	1	0.00	1.26	1.09	1.45
52 - <56 Jahre	1	0.00	1.42	1.20	1.67
56+ Jahre	1	0.06	1.27	0.99	1.63
Unbekannt	1	0.00	1.23	1.07	1.42
Parität (Ref. Nulliparae)	3	0.00			
1 Kind	1	0.16	1.12	0.96	1.31
2 Kinder	1	0.44	0.94	0.80	1.10
3+ Kinder	1	0.11	0.86	0.72	1.03
Menarchealter (Ref. <12 Jahre)	3	0.09			
12 - <15 jahre	1	0.23	1.88	0.68	5.23
15+ jahre	1	0.25	1.82	0.66	5.02
Unbekannt	1	0.34	1.63	0.59	4.50
Jemals gestillt	1	0.02	0.88	0.78	0.98
Gutartige Brusterkrankung (Ref. nein)	2	0.00			
Ja	1	0.00	1.24	1.13	1.36
Unbekannt	1	0.25	0.55	0.21	1.50
Mammographien (Ref. keine)	4	0.00			
1 - 4	1	0.00	0.66	0.57	0.76
5 - 9	1	0.02	0.82	0.70	0.97
10+	1	0.99	1.00	0.84	1.19
Unbekannt	1	0.86	0.96	0.59	1.55
Familiärer Brustkrebs (Ref. nein)	2	0.00			
Ja	1	0.00	1.48	1.31	1.68
Unbekannt	1	0.87	1.02	0.84	1.23
Berufliche Stellung (Ref. Arbeiterin)	5	0.22			
Einfache Angestellte	1	0.27	1.10	0.93	1.29
Mittlere Angestellte	1	0.30	0.93	0.81	1.07
Höhere Angestellte	1	0.18	0.92	0.82	1.04
Führungsposition	1	0.83	0.98	0.77	1.23
Unbekannt	1	0.71	1.13	0.59	2.19
Sport [MET*h/Wo.] (Ref. 1. Quintil)	5	0.00			
2. Quintil	1	0.00	0.77	0.67	0.89
3. Quintil	1	0.00	0.82	0.72	0.94
4. Quintil	1	0.00	0.77	0.67	0.87
5. Quintil	1	0.00	0.72	0.63	0.83
Unbekannt	1	0.82	0.91	0.43	1.94
BMI [kg/m^2] (Ref. <=22.4)	3	0.47			
22.5-24.9	1	0.21	1.07	0.96	1.18
25-29.9	1	0.70	1.02	0.91	1.16
30+	1	0.46	0.91	0.72	1.16
Rauchen (Ref. nie geraucht)	2	0.10			
Ex-Raucherin	1	0.05	0.90	0.81	1.00
Aktuell Raucherin	1	0.75	1.02	0.90	1.15
Alkohol (Ref. abstinent)	2	0.85			
<19 g/Tag	1	0.64	0.97	0.85	1.10
>19 g/Tag	1	0.96	1.00	0.84	1.18
Konstante	1	0.03	0.32		

Tabelle 7.10: Spearman-Korrelationskoeffizienten einiger kontinuierlicher Ernährunsitems

N= 8569	Soja-produkte	Ungesättigte Fettsäuren	Gemüse	Obst	Kaffee	Schwarzer/grüner Tee	Kräutertee	Kalorien pro Tag
Lignin	0.127	0.427	0.304	0.504	-0.007	0.140	0.149	0.533
Sojaprodukte	1.000	0.117	0.147	0.057	-0.029	0.100	0.095	0.096
Ungesättigte Fettsäuren		1.000	0.231	0.145	0.107	0.059	0.066	0.790
Gemüse			1.000	0.251	-0.029	0.114	0.106	0.187
Obst				1.000	-0.020	0.093	0.156	0.226
Kaffee					1.000	-0.173	-0.077	0.114
Schwarzer /grüner Tee						1.000	0.112	0.103
Kräutertee							1.000	0.082
Kalorien pro Tag								1.000

Tabelle 7.11: Modell mit Gebrauch pflanzlicher Präparate und Ernährungsitems (Quartile der Aufnahme pro Tag; Odds-Ratios, 95%KI))

	df	OR	95% KI	
Pflanzliches Präparat	2			
(Referenz: nie)				
Früher	1	0.78	0.63	0.96
Aktuell	1	0.69	0.52	0.93
Obst (Referenz: 1.Quartil)	3			
2. Quartil	1	1.00	0.87	1.15
3. Quartil	1	1.06	0.92	1.22
4. Quartil	1	1.15	0.98	1.34
Gemüse (Referenz: 1.Quartil)	3			
2. Quartil	1	0.96	0.84	1.10
3. Quartil	1	1.00	0.87	1.15
4. Quartil	1	1.00	0.87	1.16
Lignin (Referenz: 1.Quartil)	3			
2. Quartil	1	1.09	0.95	1.26
3. Quartil	1	0.99	0.85	1.17
4. Quartil	1	0.94	0.79	1.13
Sojaprodukte (Referenz: 1.Quartil)	3			
2. Quartil	1	0.99	0.86	1.13
3. Quartil	1	1.03	0.90	1.17
4. Quartil	1	0.89	0.78	1.03
Kräutertee (Referenz: 1.Quartil)	3			
2. Quartil	1	1.11	0.96	1.27
3. Quartil	1	1.19	1.04	1.35
4. Quartil	1	1.16	1.00	1.34
Schwarz/Grüntee (Referenz: 1.Quartil)	3			
2. Quartil	1	0.92	0.80	1.07
3. Quartil	1	0.92	0.81	1.04
4. Quartil	1	1.02	0.89	1.16
Kaffee (Referenz: 1.Quartil)	3			
2. Quartil	1	1.08	0.95	1.24
3. Quartil	1	1.04	0.90	1.19
4. Quartil	1	0.99	0.86	1.14
Ungesättigte Fettsäuren (Referenz: 1.Quartil)	3			
2. Quartil	1	1.08	0.93	1.27
3. Quartil	1	0.95	0.80	1.14
4. Quartil	1	0.90	0.73	1.12
Gesamtkalorien (Referenz: 1.Quartil)	3			
2. Quartil	1	1.05	0.90	1.23
3. Quartil	1	1.29	1.07	1.55
4. Quartil	1	1.36	1.08	1.70

Modell adjustiert für aktuelle und frühere HT, Geburtsjahresklassen, Zentrum, Parität, Menopausenalter, Menarchealter, Stillen, gutartige Brusterkrankung, Anzahl der Mammographien, familiäres Brustkrebsrisiko, berufliche Stellung, Sport.

Tabelle 7.12: Modell mit Gebrauch pflanzlicher Präparate und Faktorscores für „gesunde Ernährung" und „Phytoöstrogene" aus der Hauptkomponentenanalyse (Odds-Ratios, 95%KI)

	df	OR	95% KI	
Pflanzliches Präparat (Referenz: nie)	2			
Früher	1	0.78	0.63	0.96
Aktuell	1	0.69	0.52	0.93
Faktorscore Gemüse, Obst, Lignin (Referenz: 1. Quartil)	3			
2. Quartil	1	1.05	0.92	1.19
3. Quartil	1	1.04	0.91	1.20
4. Quartil	1	1.13	0.98	1.29
Faktorscore Tee, Sojaprodukte (Referenz: 1. Quartil)	3			
2. Quartil	1	1.02	0.89	1.17
3. Quartil	1	1.13	0.99	1.29
4. Quartil	1	1.07	0.94	1.23

Modell adjustiert für aktuelle und frühere HT, Geburtsjahresklassen, Zentrum, Parität, Menopausenalter, Menarchealter, Stillen, gutartige Brusterkrankung, Anzahl der Mammographien, familiäres Brustkrebsrisiko, berufliche Stellung, Sport.

Histologischer Typ einschließlich Ca in situ und Rezeptorstatus

Tabelle 7.13: Histologische Typen und aktueller vs. früherer Gebrauch pflanzlicher Präparate und Kategorien der Einnahmedauer (Odds-Ratios, 95%KI)*

	Kontrollen	Fälle	OR	95%KI	
Histologie	5977				
Lobulär		670			
Jemals pflanzliche Präparate	669	42	0.71	0.51	0.99
Früher	410	28	0.72	0.48	1.07
Aktuell	250	14	0.72	0.41	1.26
Einnahmedauer					
<1 Jahr	140	16	1.16	0.68	1.99
1-5 Jahre	392	19	0.55	0.34	0.89
> 5 Jahre	136	7	0.65	0.30	1.42
OR pro Jahr 0.91 p_{Trend} = 0.051					
Duktal/Lobulär gemischt					
Jemals pflanzliche Präparate	669	10	0.76	0.39	1.47
Tubulär					
Jemals pflanzliche Präparate	669	10	1.23	0.63	2.42
Sonstige invasive Tumore					
Jemals pflanzliche Präparate	669	6	0.56	0.24	1.30
Karzinoma in situ					
Früher	410	15	1.23	0.71	2.12
Aktuell	250	9	1.45	0.72	2.94
Einnahmedauer					
<1 Jahr	140	7	1.64	0.75	3.61
1-5 Jahre	392	16	1.42	0.83	2.43
> 5 Jahre	136	2	0.64	0.16	2.65

Modelle adjustiert für aktuelle und frühere HT, Geburtsjahresklassen, Zentrum, Parität, Menopausenalter, Menarche, Stillen, Gutartige Brusterkrankung, Anzahl der Mammographien, familiäres Brustkrebsrisiko, berufliche Stellung, Sport

*Referenzkategorie für alle Variablen pflanzlicher Präparate = „nie".

Tabelle 7.14: Rezeptorstatus und aktueller vs. früherer Gebrauch pflanzlicher Präparate und Kategorien der Einnahmedauer (Odds-Ratios, 95%KI)

	Kontrollen	Fälle	OR	95%KI	
Pflanzliche Präparate (Referenz: nie)	5977		1		
ER negativ					
Früher	410	32	0.75	0.51	1.09
Aktuell	250	17	0.60	0.36	1.01
Einnahmedauer					
<1 Jahr	140	12	0.75	0.41	1.37
1-5 Jahre	392	31	0.73	0.50	1.07
> 5 Jahre	136	6	0.46	0.20	1.06
OR pro Jahr 0.94, $p_{Trend} = 0.11$					
ER positiv					
Früher	410	111	0.74	0.59	0.92
Aktuell	250	57	0.73	0.54	0.99
Einnahmedauer					
<1 Jahr	140	40	0.79	0.55	1.13
1-5 Jahre	392	94	0.70	0.55	0.88
> 5 Jahre	136	36	0.80	0.55	1.17
OR pro Jahr 0.97, $p_{Trend} = 0.07$					
PR negativ					
Früher	410	45	0.67	0.49	0.92
Aktuell	250	27	0.65	0.43	0.99
Einnahmedauer					
<1 Jahr	140	21	0.87	0.54	1.39
1-5 Jahre	392	42	0.65	0.47	0.90
> 5 Jahre	136	9	0.43	0.22	0.85
OR pro Jahr 0.91, $p_{Trend} = 0.01$					
PR positiv					
Früher	410	98	0.78	0.62	0.99
Aktuell	250	47	0.73	0.53	1.01
Einnahmedauer					
<1 Jahr	140	31	0.73	0.49	1.08
1-5 Jahre	392	83	0.74	0.57	0.95
> 5 Jahre	136	33	0.90	0.60	1.33
OR pro Jahr 0.98, $p_{Trend} = 0.30$					
HER2neu negativ					
Früher	410	107	0.76	0.61	0.96
Aktuell	250	54	0.70	0.52	0.96
Einnahmedauer					
<1 Jahr	140	40	0.82	0.57	1.18
1-5 Jahre	392	93	0.72	0.57	0.91
> 5 Jahre	136	30	0.73	0.49	1.10
OR pro Jahr 0.97, $p_{Trend} = 0.09$					
HER2neu positiv					
Früher	410	29	0.78	0.53	1.16
Aktuell	250	14	0.68	0.39	1.18
Einnahmedauer					
<1 Jahr	140	9	0.73	0.37	1.45
1-5 Jahre	392	23	0.67	0.43	1.03
> 5 Jahre	136	11	0.94	0.50	1.76
OR pro Jahr 0.98, $p_{Trend} = 0.48$					

Subgruppe der Frauen ohne Hormontherapie

Tabelle 7.15: Charakteristika der Frauen ohne HT (invasive Tumoren und Kontrollen)

	Kontrollen N	%	Fälle (invasives Ca) N	%	Total N	%
N	2683	100	1059	100	3742	100
Zentrum						
Heidelberg (RNK)	1351	50.4	555	52.4	1906	50.9
Hamburg	1332	49.6	504	47.6	1836	49.1
Geburtsjahr						
≤1934	634	23.6	263	24.8	897	24.0
1935 - 1939	785	29.3	295	27.9	1080	28.9
1940 - 1944	628	23.4	255	24.1	883	23.6
1945 - 1949	460	17.1	186	17.6	646	17.3
≥1950	176	6.6	60	5.7	236	6.3
Menopausenstatus						
Natürliche Menopause	2052	76.5	782	73.8	2834	75.7
Induziert†	105	3.9	38	3.6	143	3.8
Hysterektomie	472	17.6	213	20.1	685	18.3
Sonstiges	54	2.0	26	2.5	80	2.2
Alter bei Menopause (Jahre)						
<47	458	17.1	140	13.2	598	16.0
47 - 51	1028	38.3	396	37.3	1424	38.0
52 - 55	544	20.3	244	23.0	788	21.0
≥56	138	5.1	49	4.6	187	5.0
Unbekannt	517	19.3	232	21.9	749	20.0
Alter bei Menarche (Jahre)						
<12	199	7.4	100	9.5	299	8.0
12 – 14	1680	62.8	664	62.8	2344	62.8
≥15	798	29.8	294	27.8	1092	29.2
Unbekannt	6		1		7	0.1
Parität (Gestation ≥ 28 Wochen) ‡						
Nulliparae	417	15.5	169	16.0	586	15.7
1	670	25.0	274	25.9	944	25.2
2	970	36.2	387	36.5	1357	36.3
≥3	626	23.3	229	21.6	855	22.8
Alter bei erster Geburt (Jahre)‡						
≤21	686	25.5	280	26.4	966	25.8
22 – 24	569	21.2	255	24.1	824	22.0
25 – 28	591	22.0	196	18.5	787	21.0
≥29	422	15.7	159	15.0	581	15.5
Jemals ein Kind gestillt						
Nein	910	33.9	396	37.4	1306	34.9
Ja	1773	66.1	662	62.6	2435	65.1
Familiärer Brustkrebs§						
Nein	2196	81.8	826	78.0	3022	80.8
Ja	320	11.9	177	16.7	497	13.3
Unbekannt	167	6.2	56	5.3	223	6.0
Anzahl der Mammographien						
0	530	19.8	254	24.0	784	21.0
1 - 4	1355	50.5	421	39.8	1776	47.5
5 - 9	443	16.5	193	18.2	636	17.0
≥10	326	12.2	174	16.4	500	13.4
Unbekannt	29	1.1	17	1.6	46	1.2
Jemals gutartige Brusterkrankung ‖						
Nein	1943	72.7	716	67.6	2659	71.3
Ja	729	27.3	343	32.4	1072	28.7
Unbekannt	11		0		11	
Berufliche Stellung						
Einfach (Arbeiterinnen)	408	15.2	211	19.9	619	16.5
Einfache Angestellte	672	25.0	272	25.7	944	25.2
Mittlere Angestellte	985	36.7	349	33.0	1334	35.6
Höhere Angestellte	504	18.8	182	17.2	686	18.3
Führungsposition	102	3.8	38	3.6	140	3.7
Unbekannt	12	0.4	7	0.7	19	0.5
Sport (MET*h/d)						
1. Quintil	848	31.6	408	38.5	1256	33.5
2. Quintil	394	14.7	140	13.2	534	14.3
3. Quintil	497	18.5	198	18.7	695	18.6
4. Quintil	493	18.4	151	14.2	644	17.2
5. Quintil	445	16.6	158	14.9	603	16.1
Unbekannt	8	0.3	6	0.6	14	0.4

Fortsetzung Tabelle 7.15

	Kontrollen		Fälle (invasives Ca)		Total	
	N	%	N	%	N	%
BMI (ab 30 Jahre) [kg/m²]						
≤22.4	1014	37.8	375	35.3	1389	37.1
22.5-24.9	833	31.1	341	32.1	1174	31.4
25-29.9	671	25.0	283	26.7	954	25.5
≥30	163	6.1	62	5.8	225	6.0
Rauchstatus						
Nie geraucht	1442	53.7	601	56.8	2043	54.6
Exraucherin	685	25.5	244	23.0	929	24.8
Raucherin	556	20.7	214	20.2	770	20.6
Alkoholkonsum						
Abstinent	454	16.9	196	18.5	650	17.4
Wenig (<19 g/d)	1907	71.2	733	69.3	2640	70.6
Viel (19+ g/d)	319	11.9	129	12.2	448	12.0
Einnahme pflanzlicher Präparate						
Nie	2396	89.4	977	92.3	3373	90.3
Jemals	287	10.7	82	7.7	369	9.9
Früher	176	6.6	50	4.7	226	6.0
Aktuell	107	4.0	31	2.9	138	3.7
Unbekannt	4		1		5	
Dauer der Einnahme pflanzlicher Präparate						
< 1 Jahr	46	1.7	14	1.3	60	1.6
1 - < 5 Jahre	155	5.8	43	4.1	198	5.3
> 5 Jahre	85	3.2	25	2.4	110	2.9

Tabelle 7.16: Vollständig adjustiertes Modell für „jemals pflanzliche Präparate" (2652 Kontrollen und 1050 invasive Fälle ohne HT)

Modell mit allen Kovariaten (Frauen ohne HT)	n	df	p	OR	95%-KI	
Jemals pflanzliche Präparate, Ref. nein	3337			1		
Ja	365	1	0.02	0.72	0.55	0.94
Geburtsjahr, Ref. <= 1934	887	4	0.84			
1935 - 1939	1067	1	0.64	0.95	0.78	1.17
1940 - 1944	874	1	0.60	1.06	0.85	1.32
1945 - 1949	641	1	0.58	1.07	0.84	1.37
1950+	233	1	0.95	1.01	0.71	1.44
Zentrum , Ref. RNK-Region	1892					
Hamburg	1810	1	0.67	0.97	0.83	1.13
Parität, >= 28. Woche, Ref.= 0	580	3	0.49			
1 Kind	934	1	0.58	1.08	0.83	1.41
2 Kinder	1345	1	0.65	1.06	0.81	1.39
3+ Kinder	843	1	0.61	0.93	0.69	1.25
Menopausenalter, Ref. <47	590	4	0.03			
47 - <52 Jahre	1409	1	0.05	1.26	1.00	1.58
52 - <56 Jahre	780	1	0.00	1.45	1.13	1.87
56+ Jahre	185	1	0.47	1.15	0.78	1.70
Unbekannt	738	1	0.01	1.43	1.11	1.85
Menarchealter, Ref. <12 Jahre	292	2	0.12			
12 - <15 Jahre	2324	1	0.04	1.36	1.02	1.81
15+ Jahre	1086	1	0.43	1.07	0.91	1.27
Jemals gestillt (>0 Wo.), Ref. nein	1294			1.00		
Ja	2408	1	0.09	0.85	0.70	1.03
Gutartige Brusterkrankung, Ref. nein	2641			1.00		
Ja	1061	1	0.01	1.26	1.06	1.49
Mammographien, Ref. keine	767	4	0.00			
1 - 4	1762	1	0.00	0.64	0.53	0.77
5 - 9	631	1	0.22	0.86	0.67	1.10
10+	498	1	0.95	1.01	0.77	1.32
Unbekannt	44	1	0.59	1.19	0.63	2.26
Familiärer Brustkrebs, Ref. nein	2992	2	0.00			
Ja	496	1	0.00	1.40	1.13	1.72
Unbekannt	214	1	0.19	0.80	0.58	1.11

Fortsetzung Tabelle 7.16

Modell mit allen Kovariaten (Frauen ohne HT)	n	df	p	OR	95%-KI	
Berufliche Stellung, Ref. Arbeiterin	610	5	0.04			
Einfache Angestellte	931	1	0.05	0.80	0.63	1.00
Mittlere Angestellte	1324	1	0.00	0.68	0.55	0.85
Höhere Angestellte	678	1	0.02	0.73	0.56	0.95
Führungsposition	140	1	0.18	0.75	0.49	1.15
Unbekannt	19	1	0.76	1.16	0.44	3.07
Sport (MET*h/Wo.), Ref. 1. Quintil	1246	4	0.00			
2. Quintil	530	1	0.02	0.76	0.60	0.96
3. Quintil	683	1	0.14	0.85	0.69	1.06
4. Quintil	643	1	0.00	0.65	0.52	0.82
5. Quintil	600	1	0.02	0.75	0.59	0.95
BMI [kg/m^2], Ref. <=22.4	1376	3	0.62			
22.5-24.9	1161	1	0.39	1.08	0.90	1.29
25-29.9	941	1	0.90	1.01	0.83	1.23
30+	224	1	0.45	0.88	0.63	1.23
Rauchstatus, Ref. nie geraucht	2021	2	0.48			
Ex-Raucherin	921	1	0.23	0.90	0.75	1.08
Raucherin	760	1	0.56	0.94	0.77	1.15
Alkoholkonsum, Ref. abstinent	635	2	0.71			
Wenig (<19 g/d)	2620	1	0.50	0.94	0.77	1.14
Hoch (19+ g/d)	447	1	0.99	1.00	0.76	1.33
Konstante		1	0.02	0.61		

Tabelle 7.17: Modell mit Interaktionsterm für Sport (Quintile) und aktuellem / früherem Gebrauch pflanzlicher Präparate (Gruppe ohne HT)

	df	p	OR	95% KI	
Einnahme pflanzlicher Präparate	2	0.07			
Nie (Referenz)			1.00		
Früher	1	0.04	0.46	0.22	0.97
Aktuell	1	0.36	0.64	0.25	1.65
Sport (MET*h/Wo.)	4	0.00			
1. Quintil ~ kein Sport (Referenz)			1.00		
2. Quintil	1	0.02	0.75	0.59	0.95
3. Quintil	1	0.11	0.84	0.67	1.04
4. Quintil	1	0.00	0.61	0.48	0.78
5. Quintil	1	0.02	0.75	0.59	0.96
Interaktionsterm	8	0.26			
Nie pflanzliches Präparat und kein Sport (Referenz)			1.00		
Früher pflanzl. Präparat und Sport (2. Quintil)	1	0.55	1.40	0.47	4.21
Früher pflanzl. Präparat und Sport (3. Quintil)	1	0.25	1.81	0.67	4.93
Früher pflanzl. Präparat und Sport (4. Quintil)	1	0.24	1.91	0.66	5.54
Früher pflanzl. Präparat und Sport (5. Quintil)	1	0.19	2.00	0.71	5.68
Aktuell pflanzl. Präparat und Sport (2. Quintil)	1	0.62	1.47	0.33	6.61
Aktuell pflanzl. Präparat und Sport (3. Quintil)	1	0.74	1.24	0.34	4.54
Aktuell pflanzl. Präparat und Sport (4. Quintil)	1	0.13	2.51	0.75	8.36
Aktuell pflanzl. Präparat und Sport (5. Quintil)	1	0.18	0.35	0.08	1.63

Modell adjustiert wie in Tabelle 7.1.16 ohne BMI, Alkohol, Rauchen

Tabelle 7.18: Vergleich von Non-Respondern, die den Kurzfragebogen beantwortet haben, mit der Marie-Studienpopulation

	Hamburg								Rhein-Neckar-Karlsruhe							
	Non-Responder				Marie				Non-Responder				Marie			
	Kontrollen		Fälle		Kontrollen		Fälle		Kontrollen		Kontrollen		Kontrollen		Fälle	
	n	%	n	%	n	%	n	%	n	%	n	%	n	%	n	%
Pflanzliche Präparate																
Nie	1588	(94.7)	140	(97.9)	3584	(89.5)	1901	(91.7)	1255	(96.4)	2969	(89.2)			1610	(92.6)
Jemals	89	(5.3)	3	(2.1)	419	(10.5)	171	(8.3)	47	(3.6)	358	(10.8)			129	(7.4)
Gesamt	1677	(100)	143	(100)	4003	(100)	2072	(100)	1302	(100)	3327	(100)			1739	(100)
Schulabschluss																
Gering	1090	(65.4)	93	(67.4)	1927	(48.1)	1051	(50.7)	1019	(78.4)	2176	(65.3)			1091	(62.7)
Mittel	422	(25.3)	35	(25.4)	1402	(35.0)	706	(34.1)	197	(15.2)	767	(23.0)			389	(22.4)
Hoch	154	(9.2)	10	(7.2)	677	(16.9)	316	(15.2)	84	(6.5)	390	(11.7)			259	(14.9)
BMI (kg/m²)																
<25	787	(49.2)	73	(52.1)	1990	(49.8)	1063	(51.3)	486	(38.1)	1328	(40.0)			720	(41.5)
≥25	814	(50.8)	67	(47.9)	2003	(50.2)	1010	(48.7)	790	(61.9)	1995	(60.0)			1016	(58.5)
Rauchen (regelmäßig)																
Jemals	751	(44.4)	63	(44.1)	1917	(47.8)	997	(48.1)	425	(32.4)	1207	(36.2)			591	(34.0)
Orale Kontrazeptiva																
Jemals	888	(54.7)	58	(40.6)	2861	(71.4)	1457	(70.3)	589	(44.9)	2165	(65.0)			1103	(63.7)
Hormontherapie																
Jemals	648	(38.6)	65	(45.5)	2463	(61.6)	1459	(70.5)	433	(33.3)	1779	(53.6)			1058	(61.1)
Salat/Gemüse																
Nie	6	(0.4)	0						4	(0.3)						
<1 mal/Woche	13	(0.8)	2	(1.4)					7	(0.5)						
1 mal/Woche	47	(2.9)	4	(2.9)					17	(1.3)						
2-3 mal/Woche	341	(21.3)	26	(18.7)					273	(20.8)						
4-6 mal/Woche	421	(26.3)	32	(23.0)					327	(25.0)						
Täglich	703	(43.9)	67	(48.2)					659	(50.3)						
Mehrmals täglich	71	(4.4)	8	(5.8)					23	(1.8)						
Alter in Jahren (Mw;SD)	65.4	(6.4)	64.5	(6.4)	62.1	(6.0)	62.4	(6.0)	65.1	(6.4)	62.4	(6.1)			62.3	(6.2)

Mw =Mittelwert, SD = Standardabweichung

Tabelle 7.19: Gemeinsames Modell von Daten aus der Marie-Hauptstudie und dem Kurzfragebogen für Non-Responder (N = 13670)

	df	p	OR	95% KI	
Pflanzliche Präparate (jemals)	1	0.00	**0.78**	**0.68**	**0.90**
Geburtsjahresklassen	4	0.59			
1935 - 1939	1	0.25	0.93	0.82	1.05
1940 - 1944	1	0.10	0.90	0.79	1.02
1945 - 1949	1	0.20	0.91	0.79	1.05
1950+	1	0.30	0.92	0.77	1.08
Mariefragebogen	1	0.00	11.47	9.39	14.01
Zentrum (RNK-Region)	1	0.81	0.99	0.91	1.07
Anzahl Kinder	3	0.00			
1	1	0.81	1.02	0.90	1.15
2	1	0.00	0.83	0.74	0.94
3+	1	0.00	0.74	0.65	0.85
Kontrazeptiva (jemals)	1	0.11	0.93	0.85	1.02
Hormone (Ref. Nie)	2	0.00			
Früher	1	0.57	0.97	0.87	1.08
Aktuell	1	0.00	1.74	10.59	1.91
Schulabschluss (Ref. Gering)	2	0.45			
Mittel	1	0.24	0.95	0.86	1.04
Hoch	1	0.92	1.01	0.89	1.13
Berufl. Beschäftigung (jemals)	1	0.48	0.89	0.64	1.23
Rauchen (jemals regelmäßig)	1	0.49	0.97	0.89	1.05
BMI $>=25$ kg/m^2	1	0.98	1.00	0.92	1.08
Konstante	1	0.00	0.06		

Referenzkategorie: keine pflanzlichen Präparate, vor 1935 geboren, Kurzfragebogen, keine Kinder, nie orale Kontrazeptiva, nie Hormone, niedriger Schulabschluss, nie beruflich beschäftigt, nie regelmäßig geraucht, BMI < 25 kg/m^2.

Danksagung

Besonders herzlich bedanke ich mich für ihr Vertrauen, ihre wegweisenden Ratschläge, unerschöpfliche Geduld und fortwährenden Beistand bei meinem Doktorvater, Herrn Prof. Dr. Wolfgang Ahrens (Universität Bremen, BIPS), der mir erst die Gelegenheit zur Promotion gab, und bei meinem 2. Gutachter und „Doktorvater" Herrn PD Dr. Dieter Flesch-Janys (Universitätsklinikum Hamburg-Eppendorf), der mir das spannende Thema überließ.

Bei meinen Kolleginnen und Kollegen im Marie-Team in Heidelberg und Hamburg, Frau Prof. Dr. Jenny Chang-Claude, Herrn Prof. Dr. Jürgen Berger und Herrn Prof. Dr. Wilhelm Braendle, möchte ich mich herzlich für die jederzeit gegebene Unterstützung bedanken.

Auch gilt mein Dank allen Teilnehmerinnen der Marie-Studie, ohne die diese Arbeit nicht möglich gewesen wäre.

Die Marie-Studie wurde gemeinsam mit dem Deutschen Krebsforschungsinstitut (DKFZ) in Heidelberg und der Frauenklinik des Universitätsklinikum Hamburg Eppendorf sowie dem Hamburgischen Krebsregister durchgeführt. Die Studienleitung hatten PD Dr. D. Flesch-Janys, Prof. Dr. J. Chang-Claude, Prof. Dr. J. Berger, Prof. Dr. W. Braendle, Dr. S. Hentschel. Finanziert und gefördert wurde die Studie von der Deutschen Krebshilfe e.V.

Meinen Kolleginnen und Kollegen im Institut für Medizinische Biometrie und Epidemiologie im Universitätsklinikum Hamburg-Eppendorf danke ich sehr für Ihre Hilfsbereitschaft und Anteilnahme, insbesondere Jan Felix Kersten für die praktische Unterstützung und Prof. Dr. Karl Wegscheider für seine Anregungen.

Nicht genug danken kann ich meiner Familie und allen, die an mich geglaubt und mich unablässig motiviert haben, mein Ziel zu erreichen.

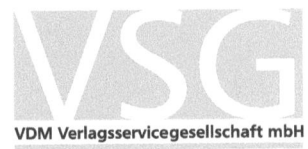

Die VDM Verlagsservicegesellschaft sucht für wissenschaftliche Verlage abgeschlossene und herausragende

Dissertationen, Habilitationen, Diplomarbeiten, Master Theses, Magisterarbeiten usw.

für die kostenlose Publikation als Fachbuch.

Sie verfügen über eine Arbeit, die hohen inhaltlichen und formalen Ansprüchen genügt, und haben Interesse an einer honorarvergüteten Publikation?

Dann senden Sie bitte erste Informationen über sich und Ihre Arbeit per Email an *info@vdm-vsg.de*.

Sie erhalten kurzfristig unser Feedback!

VDM Verlagsservicegesellschaft mbH
Dudweiler Landstr. 99
D - 66123 Saarbrücken

Telefon +49 681 3720 174
Fax +49 681 3720 1749

www.vdm-vsg.de

Die VDM Verlagsservicegesellschaft mbH vertritt

 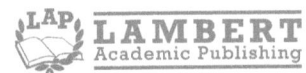 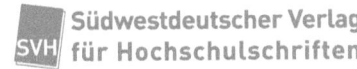

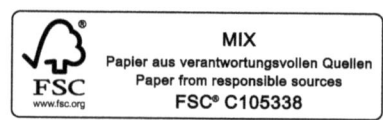

Printed by Books on Demand GmbH, Norderstedt / Germany